艾灸自然疗法

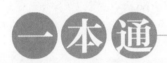

主审　刘旭生　邓丽丽

主编　邓特伟　陈国姿

SPM 南方出版传媒

广东科技出版社 | 全国优秀出版社

·广州·

图书在版编目（CIP）数据

艾灸自然疗法一本通 / 邓特伟，陈国姿主编. —广州：
广东科技出版社，2020.8（2024.3重印）
ISBN 978-7-5359-7487-7

Ⅰ.①艾…　Ⅱ.①邓…　②陈…　Ⅲ.①艾灸—基本知识
Ⅳ.①R245.81

中国版本图书馆CIP数据核字（2020）第094551号

艾灸自然疗法一本通
Aijiu Ziran Liaofa Yibentong

出 版 人：朱文清
责任编辑：曾永琳　郭芷莹
装帧设计：友间文化
责任校对：陈　静
责任印制：彭海波　何小红
出版发行：广东科技出版社
　　　　　（广州市环市东路水荫路11号　邮政编码：510075）
销售热线：020-37607413
https://www.gdstp.com.cn
E-mail：gdkjbw@nfcb.com.cn
经　　销：广东新华发行集团股份有限公司
印　　刷：佛山市浩文彩色印刷有限公司
　　　　　（佛山市南海区狮山科技工业园A区　邮政编码：528225）
规　　格：787mm×1 092mm　1/16　印张12　字数240千
版　　次：2020年8月第1版
　　　　　2024年3月第4次印刷
定　　价：49.80元

如发现因印装质量问题影响阅读，请与广东科技出版社印制室联系调换（电话：020-37607272）。

❖ 编 委 会 ❖

序

　　中医药学是中华民族的伟大创造，是中国古代科学的瑰宝，是建设健康中国不可或缺的重要部分。经过历史的沉淀，中医药形成了各具特色的防治疾病的方式方法，艾灸即是其中靓丽奇葩。

　　艾灸是安全、有效、廉价、操作简单方便的疗法，因其独特的优势广泛应用于临床。艾灸是以艾绒为主要材料，制成灸材点燃后悬置或放置在穴位或身体局部，借助灸火的热力及药物作用，达到通经活络、行气活血、去湿逐寒、消肿散瘀等功效。

　　国内外医学资料和临床实践证实，艾灸不管是单独使用还是联合使用，均展现出强大功效。特别是艾灸与刮痧的联合应用，充分发挥了"温""通"的作用，两种疗法相互取长补短，相得益彰，在众多疾病的治疗方面成效显著。

　　远在春秋战国时期，人们已经广泛使用艾灸进行健身、防病、治病，如《孟子》中有"七年之病求三年之艾"的记载；《扁鹊传》中有"扁鹊使弟子阳砺针砥石，以取外三阳五会。有间、太子苏……"。即使在现代医学快速发展的时代，艾灸疗法依然没有褪色，而且越发绽放，研究也证实艾灸能激发机体的免疫功能，增强机体的抗病能力。

本书编者是一群从事中医临床及养生保健的资深工作者，通过艰辛努力，不断总结，在借鉴古人智慧结晶的同时，用与时俱进的中医思维，在不断进行实践摸索、经验整理、用具改良创新的基础上，将丰富的实践经验汇集成册，共同凝练成这本操作性强、实用性佳、便于推广的艾灸疗法书籍。特别鸣谢广州市艾工坊生物科技有限公司王小韦总经理提供书中部分图片。

本书用通俗易懂、生动有趣的形式，将日常养生保健的艾灸方法详细介绍给读者，是一本非常值得推荐的中医保健书籍。这是一本有爱、有温度的书籍，必将为守护大众健康发挥重要作用。

精斟细琢，数易诸稿，付梓之际，以此为序。

广东省名中医，主任中医师，博士研究生导师

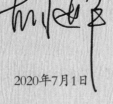

2020年7月1日

第四章　"艾"美丽，这是一根"魔法棒"

第五章　"艾"成长更快乐

第六章　"艾"无忧，艾博士信箱

第一章

趣说艾灸

第一节

如何选艾条

一、如何选择质量好的艾

艾草的别名有很多，如家艾、蕲艾、香艾、艾蒿、灸草、医草等。艾草的叶可供药用，中药名艾叶，其性温，味辛苦。纵览中国古籍，可以发现，有四个地方的艾草最为有名，被称为我国的"四大名艾"，分别是北艾（河南省安阳市汤阴县）、海艾（浙江省宁波市及其附近地区）、蕲艾（湖北省蕲春县）、祁艾（河北省安国市）。

艾叶由三部分组成——叶脉、叶肉、叶柄。叶脉是艾叶的纤维部分，是构成艾绒的唯一元素，也是艾叶中的精华和有效成分。古人将干燥存放的陈艾叶放入石臼中，反复舂捣使之细碎如棉絮状，筛去灰尘、粗梗和杂质，形成了淡黄色的洁净柔软如棉的纯艾绒。另外有一种秘制法是将艾叶与一定比例的上等黄土，用水共同搅拌，搓成艾泥圆球，放于阴凉处自然风干，然后捣碎，用细筛反复过筛数十次，所制之艾"柔烂如棉"即为上等精艾。

艾绒是制作艾条的原材料，也是艾灸所用的主要材料。艾绒柔软、易燃而不起火焰，气味浓烈芳香。艾绒按年份分为新艾绒、一年陈艾绒、两年陈艾绒、三年陈艾绒等。陈艾艾灸效果较好，但并不是越陈越好，放太久的艾会失去芳香和药用效果。李时珍《本草纲目》里说："凡用艾叶，须用陈久者，治令软细，谓之熟艾，若生艾，灸火则易伤人肌脉。"陈艾的火"温而不燥，润能通经"。用陈艾灸疗，火力稳定、性温，穿透力强，直抵经络深处，符合灸法温通温补的治疗特点。新艾中水分、挥发油多，点燃时火力燥，艾灸皮肤会有灼痛感，还容易出现艾绒燃烧中突然爆裂导致烫伤的情况。

端午时节是采摘艾叶最好的时间，也是艾草生长最旺盛的时期，要选叶大而厚，特别是向阳的（向着东方）艾叶，石缝里长出的艾草最好，因其有穿筋透骨之力。采收完毕放通风处阴干存放。

《本草纲目》中讲用艾者当用陈艾。孟子曰："七年之疾，当求三年之艾。"艾经过长时间的储存可以将其燥烈伤人之气慢慢去掉，这样的艾绒产生的灸火就会更柔和、温暖、舒适。

二、如何挑选好艾绒和艾条

色：优质艾绒的颜色为土黄色、黄色或金黄色，夹杂极少量的绿色茎秆颗粒。而劣质艾绒呈青色、青黑色，夹杂茎秆颗粒大且多。偏绿色为当年艾，偏黑色或褐色为发霉变质的劣质艾绒。

捏：优质艾绒绒体干燥、细腻、柔软如棉花，无杂质，可用手指捏成形。劣质艾绒绒体干燥，有枝梗和艾叶粒等其他杂质，质感生硬不易成形。

形：优质艾条坚挺，卷的紧实，用手捏不动的为最佳，软而不结实的为劣质。

味：陈年艾的气味芳香持久，不刺鼻，不令人恶心，没有当年艾的青草味。

烟：优质艾条烟少，色淡、白，气味香醇，烟气祥和，烟形飘逸如祥云，劣质艾条烧出的烟很浓烈，气味刺鼻。

火：优质艾条燃烧慢，火力持久，不易掉灰，暗火时间长，弹掉艾灰，看上去是红透的样子，灸火柔和不刚烈，渗透力强，疗效好。劣质艾条燃烧快，火力持续时间短，容易掉灰，烫伤皮肤，明火时间长，渗透力不强，疗效极差。

灰：优质艾条因为所含艾绒纯度高，烧尽后，艾灰形不散且色白，捏在手里柔软如棉，没有颗粒感。劣质艾条燃烧后的灰烬里混有黑点杂质。

第二节

适合现代人的艾灸方法

随着时代的进步，生活方式的改变及人们对美好生活的追求，艾灸的方法也从最初的艾绒直接"着肤灸"改为以"艾条灸"为主。艾条灸取穴以局部区域为主，安全系数高，简单易操作，适合家庭使用。

一、艾条灸

将艾条一端点燃，对准穴位或部位的艾灸方法称为艾条灸。根据施灸过程中手法不同，常用的有温和灸、雀啄灸、回旋灸。

（一）温和灸

将艾条点燃的一端对准施灸部位，距皮肤2~3厘米，使患者局部有热感而无灼痛感为宜，一般每处灸10~15分钟，灸至皮肤红晕为度。对于局部知觉迟钝的患者，施灸者可将示指、中指分开置于施灸部位两侧，以便感知施灸局部热力程度，及时调节艾条高度，防止烫伤。

（二）雀啄灸

将艾条点燃的一端对准施灸部位或穴位，利用腕部上下移动调节施灸的高度，类似小鸟雀啄食一样，一起一落、时近时远进行施灸，灸至皮肤红晕为度。雀啄灸为艾条灸之泻发，常用于各种实证的治疗。

（三）回旋灸

将艾条点燃的一端与施灸部位皮肤保持一定距离，左右移动或反复旋转施灸。回旋灸多用于灸治急性疾病。

二、雷火灸

雷火灸是在艾绒上加入中药粉末制成艾条，施灸于穴位上的一种灸法。中药以芳香走窜类药物为主，其药物渗透力强。雷火灸温度较艾条灸温度要高。

操作方法：①扭开灸盒中部点燃灸药顶端。②灸药顶部备有大头针，取下插入盒口小孔固定灸药。③将药头对准施灸部位，距离皮肤2~3厘米，灸至皮肤发红、深部组织发热为度（注意掌握分寸，避免烫伤）。④火燃至盒口，取出大头针，拉开底盖用拇指推出药棒，再用大头针固定继续使用。⑤用毕取出大头针，盖好盒盖，熄灭后备用。

雷火灸具有活血化瘀，通关利窍，舒经活络，消肿镇痛，扶正祛邪，改变微循环，促进组织修复等功效。

三、温灸器灸

温灸器又称灸疗器，指专门用于施灸的器具。临床常用的温灸器有灸架、灸盒和灸筒。用温灸器施灸的方法称为温灸器灸。施灸时，将艾绒或艾条点燃后装入温灸器，对准施灸的腧穴或部位，施灸部位的皮肤以红晕为度。

温灸器灸具有调和气血、温中散寒的作用，居家使用尤为适宜。

第三节

艾灸的时机

灸是火灼，是热，是阳。灸就是用外火补我们的内火，也就是真阳。《黄帝内经》有谓："阳气者，若天与日，失其所，则折寿而不彰。"用现代的语言表达就是：人体内的阳气就像天空中的太阳一样，是生命活动的动力，阳气的多少，直接关系到人寿命的长短。艾灸就是回阳、助阳、补阳的最好方法。

在养生中，如果能够适时用灸，效果更好。祖国医学认为，人与自然是和谐统一的，保健养生、祛病强身可以取法自然。《黄帝内经》中岐伯论述自然规律说："春生、夏长、秋收、冬藏，是气之常也，人亦应之。"这提示我们，人的生老病死要顺应自然的变化规律，使用灸法祛病保健更要顺应大自然的气候变化。

一、一天中艾灸最佳时间

不但一年有四季之分，一天也有四季之分。据《黄帝内经·灵枢》记载：古人又将一天分为春夏秋冬四个时期，早晨为春、日中为夏、日落为秋、半夜为冬。

按照具体时间来分便是：

3:00—9:00是一天的春季，叫日春；

9:00—15:00是一天的夏季，叫日夏；

15:00—21:00是一天的秋季，叫日秋；

21:00—3:00是一天的冬季，叫日冬。

上午大自然和人体内的阳气都开始升发，在这个时间段里进行艾灸可以达到事半功倍的效果，特别是针对阳虚、气虚的人，比如说有怕冷、手足不温、免疫力低、大便不成形等阳气缺乏症状的人。

当然根据不同体质和病症，艾灸的时间也可以不一样，比如调理脾胃功能，可以在上午9—11点灸，养肾在下午5—7点灸，这是根据经络运行的子午流注的时间来定义的。

二、艾灸与季节

春季：春时防风守四关。在中医范畴内，春季属风，主木，万物生发，风起云涌，特别是在冬寒未尽、春暖初萌之时，气候常常因冷热气团来回交织，时冷时热，很容易造成体温调节机制的紊乱、免疫功能的下降，从而诱发各种传染病，以及呼吸系统、消化系统、精神心理异常等疾病。因此春季养生保健，特别重视协调人与自然环境、人体内部各个脏器及气血阴阳之间的平衡，预防疾病的发生。在这个时候，选择人体中的"四关穴"进行艾灸，就可以起到固守关防、御敌于外的作用。四关穴即合谷、太冲穴。

夏季：冬病夏治灸阳经。每年六月以后，气温逐渐转入一年中最高，特别是七八月份的"三伏天"，更是阳光四射、暑热逼人。根据中国传统医学"春夏养生，重在养阳"的理论，此时正是补益人体阳气的最佳时机。针对许多在冬季或寒冷时节多发、易发的寒证疾病，完全可以利用这种季节上的温差变化进行"冬病夏治"的艾灸调理，从而达到治疗疾病的目的。《黄帝内经》指出，"春夏养阳"还可以预防冬天疾病的发生，如哮喘、过敏性鼻炎和体质虚弱易感冒等。

秋季：秋季防凉健脾胃。秋季处在夏火与冬水之间，人与自然阴阳

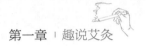

转换之时。因此，随着夏去秋来、酷暑渐去，人体养生保健的重点也必须按照"天人相应"的原则，由养阳向养阴过渡，并为以后的冬令进补做好准备。五行中秋季属金，气候干燥，水分缺乏，最易伤肺，是呼吸道系统等疾病的多发季节，此时不可贸然进补。要预防各种疾病的发生，关键是要调益肺气，可通过艾灸提高和强化人体的免疫代谢功能。

冬季：从小寒到大寒，是一年中最冷的时候。尤其是阳虚体质的人群，在这段时间手脚冰凉几乎是常态。从中医养生的角度来说，这一时期适宜"御寒养阴，收敛阳气"。把肾气养好就能带动全身血液循环，改善畏寒的状况。冬至艾灸关元穴满足了"补必兼温"的特点，可以达到强身抗病的目的。

三、艾灸与节气

（一）何谓节气

一年内太阳在黄道上的位置变化和引起地面气候演变的次序、节段，称为"节"，气候在演变过程中的气象和气候的变化，称为"气"。两者大约相隔半个月变化一次，十二个月也就有了二十四节气。其顺序分别是：立春、雨水、惊蛰、春分、清明、谷雨、立夏、小满、芒种、夏至、小暑、大暑、立秋、处暑、白露、秋分、寒露、霜降、立冬、小雪、大雪、冬至、小寒、大寒。

严格地讲，节是节、气是气。这里的"节"，实际上就是阴阳的消长转归在某一节段的节点。一年中"春、夏、秋、冬"四季的开始节段为"立春、立夏、立秋、立冬"；季节的转折点为"春分"和"秋分"；阴阳消长的起始为"冬至"和"夏至"。上述四个"立"、两个"分"和两个"至"共八个，统称为"节"，其余十六个统称为"气"，合之称二十四节气。

比如，最具代表性的"冬至"和"夏至"。冬至的到来标志着阳气逐渐生长而阴气渐消，继而出现阳气的春生、夏长，即春之温、夏之热，故有"冬至一阳生"之说。而到了夏至，又发生"夏至一阴生"，由此开始了阳气的秋收和冬藏，从而出现秋之凉和冬之寒。天地规律如此，与之相应的人体自然也会产生微妙的变化。如某些寒性哮喘、腰腿痛、心脏病等所谓"冬病"，冬至过后，随着阳气的渐生渐长病情会有所减轻，而夏至过后随阳气的渐收渐藏便会加重。现代科学研究也表明，季节交替变化对人的血红蛋白、白细胞、血小板、纤维蛋白等生理指标有着很大的影响。由此可见，"节"是个转折点、节骨眼儿、关键点。

艾灸具有温壮元阳、激发经络之气的作用，可在冬至和夏至艾灸神阙、关元等穴位。后人据《黄帝内经》"春夏养阳，秋冬养阴，以从其根"的原则，创立了"冬病夏治，夏病冬治"等诸多方法，既体现了在特定的时机先培阴阳，以固之本的原则，又从一定意义上顺应自然界的变化规律，"节气灸"正是在这样的大背景下产生的。

（二）为何提倡节气灸

"节气灸"是根据二十四节气，选择各节气对人体脏腑功能有影响的腧穴进行艾灸，从而达到防病、治病的目的。根据节气的不同，对应治疗和预防的疾病也不同，如立春、小满、芒种时正好灸治消化性疾病，而立秋、立冬、春分时则是预防、治疗卒中的好机会。

节气灸是指在特定的时令节气进行艾灸，利用燃烧着的艾绒产生的热刺激和艾叶的温经止痛作用以温壮元阳，激发经气，调动机体潜能，使人体的平衡系统与大自然的系统相适应，以达到提高机体抗病与应变能力的目的，从而治愈疾病。

（三）艾灸为何择节气

根据中医"天人合一"的思想，"天"的变化会影响到人体，比方说有些老人自称比天气预报还准，变天之前身体就会有不同的反应，节气对人体影响有两个方面。

一是由于节气前后气候变化比较大，一个人如果有旧患或宿疾，他的适应能力和机体抵抗力就弱，往往会在这个时候发病或病情加重。据医学统计，心脏病、卒中、哮喘等疾病多发于节气前后和半夜。因为当外界气候条件的变化超过身体的应变能力时，人就会生病。这正是《黄帝内经》所讲的"邪之所腠，其气必虚"。

二是通过做节气灸不但可以起到最佳的治疗效果，还可以提高机体免疫力、抗病力。这样，当外界环境及气候等因素发生变化时，人就不容易生病，正如《黄帝内经》中所说的"正气存内，邪不可干"。

"春生、夏长、秋收、冬藏"形象地道出了大自然阴阳交替的特征。因四季阴阳的消长变化而产生了寒、热、温、凉及昼夜温差，人们生活在这样的自然秩序之中，自然界的规律变化无疑会对身心健康产生影响。换而言之，人的健康与自然界的规律变化密切相关。如果人不去遵循这个法则并与之相违背，虽不一定会立即得病，但长此以往，会大大增加得病的机会。这便如同交通规则，当你违背了交通规则时，不一定会出事故，但会大大提高发生危险的概率。

（四）节气灸的临床应用

"节气灸"最好能在节气当天或前后15天内进行艾灸，大暑就是一个预防与治疗呼吸系统疾病的好时机。节气灸的应用范围很广，既可以用于各种疾病的治疗，尤其是慢性病的治疗，又是一种自然而高效的保健方法。

节气灸常用于以下疾病的治疗。

内科疾病：卒中，高血压病、冠心病，哮喘，胃痛、胃胀、腹泻、呃逆，糖尿病、肥胖病、胆固醇高、甲状腺功能亢进，阳痿，慢性肾炎。

外科疾病：颈椎病，急、慢性腰扭伤，各种关节炎，荨麻疹。

妇科病症：痛经，子宫肌瘤、卵巢囊肿，不孕。

儿科病症：小儿厌食症，小儿遗尿症，小儿发育迟缓。

五官科病症：过敏性鼻炎（鼻敏感）。

春分灸曲池预防眼病，夏至灸百会既可预防高血压，亦可预防血压过低引起的休克，秋分灸足三里强壮脾胃，预防肠胃病，冬至前后灸关元预防卒中、感冒等多种疾病，并达到助阳、保健、强壮的目的。自冬至之日自然界的阳气开始复苏充盛，人体可顺从自然界的阳升之气，借助关元灸来强壮元阳。关元穴又名丹田，具有培肾固本、调气回阳的作用，灸之可使元气充足，虚损可复，故能祛虚劳百损，壮一身之气，为历代强壮保健的主穴。《景岳全书》说："虚能受热，所以补必兼温。"冬至的关元灸恰好满足了"补必兼温"的特点，可达到温壮元阳并从根本上提高人体强身抗病能力的目的。

（五）二十四节气灸时间表及穴位疗方

小寒（公历1月5—7日）宜养肾。中医认为"寒性凝滞，寒性收阴"。艾灸肾俞、涌泉、足三里，对养肾、保护脾胃有显著效果。

大寒（公历1月20—21日）润肺除恶燥。俗话说"三九补一冬，来年无病痛"，艾灸肺俞、大肠俞、中府，并清淡饮食，可润肺、保暖润燥。

立春（公历2月3—5日）助阳生发。"打春冻人不冻水"，阳气郁积易上火，立春养阳助生发。艾灸百会、风府、风池、肝俞、胆俞，可补阳气、清热解毒。

雨水（公历2月18—20日）《黄帝内经》说："春主肝。"肝脏在春季活动比较旺盛，湿邪易困扰脾胃。艾灸天枢、三阴交、足三里、风市、涌泉可以健脾利湿。

惊蛰（公历3月5—7日）顺时养阳。春天肝当令，惊蛰护肝正当时，背痛脚凉者，艾灸肝俞、胆俞、三阴交、足三里、肩井可补足阳气以健身。

春分（公历3月20—21日）百草发芽，百病发作，春分防旧疾复发。春季眼病高发，调补肝肾是关键。艾灸肝俞、肾俞、三阴交、足三里可以补充肝的精气。

清明（公历4月4—6日）当防高血压。清明之时，人体肌肤腠理舒展，五脏六腑因内外清气而润濡。艾灸神阙、关元、气海、涌泉可以预防高血压。

谷雨（公历4月19—21日）三月百虫生，风热感冒也流行，人之气与自然界是相通的。艾灸足三里、天枢、大椎，可以清肺热、防感冒。

立夏（公历5月5—7日）养心正当时。《黄帝内经》特别强调："夏季更宜调息静心，常如冰雪在心，炎热亦于吾心少减。不可以热为热，更生热矣。"夏季心火旺，艾灸足三里、三阴交、关元、中脘、天枢、脾俞可以养心败火。

小满（公历5月20—22日）除湿正当时。小满湿热重，当心风疹找上门。艾灸脾胃区域可以除内热、湿邪。

芒种（公历6月5—7日）谨防梅雨伤。李时珍在《本草纲目》中讲道："梅雨或作霉雨，言其沾衣及物，皆出黑霉也。"艾灸肝俞、肾俞可以健脾祛湿。

夏至（公历6月21—22日）日吃补。从中医理论讲，夏至也是阳气最旺的时节，养生要顺应夏季阳盛于外的特点，注意保护阳气。艾灸、汗蒸可以调理脾胃、清暑利湿。

小暑（公历7月6—8日）避暑湿。小暑谨防暑湿至水肿。艾灸丰隆、承山、会阴可以健脾祛湿。

大暑（公历7月22—24日）防中暑。大暑是冬病夏治的好时机，在养生保健中常有这一说法。艾灸关元、足三里、背部俞穴，对于很多慢性疾病，如慢性支气管炎、肺气肿、支气管哮喘、腹泻、风湿痹证等，夏季是最佳的治疗时机。

立秋（公历8月7—8日）养脾胃。秋来"伏"不去，祛湿养脾胃。《素问·金匮真言论》所说"秋气者，病在肩背"。立秋养收，以顺应天地之气。艾灸各个关节、脾俞、足三里、丰隆可以祛湿养胃。

处暑（公历8月22—24日）防温燥。秋三月，谓之容平，自然界景象因万物成熟而平定收敛。可艾灸腹部穴位。

白露（公历9月7—9日）当养阴。《黄帝内经》指出："四气调神者，随春夏秋冬四时之气，调肝、心、脾、肺、肾五脏之神志也。"艾灸血海、内关、神阙、关元、气海、天枢可预防着凉所致腹泻和养阴。

秋分（公历9月22—24日）防燥凉。《黄帝内经》讲："肺主宣发肃降，肺是水上之源，肺开窍于鼻，肺主皮毛，诸气愤郁，皆属于肺，在志为忧悲，在液为涕，在体合皮毛，在窍为鼻。"艾灸气海、中脘、关元、天枢、足三里、三阴交可护肺和养阴。

寒露（公历10月8—9日）防寒凉。"白露身不露，寒露脚不露。"孙思邈在《千金要方》中说："每（年）八月一日已（以）后，即微火暖足，勿令下冷无生意，常欲使气在下。"意即每年农历八月初一以后，很快进入深秋和寒冬季节，应当重视足部保暖，防止下肢受寒。艾灸涌泉、足三里、三阴交可以使下身暖和。艾灸肩井、天宗可防肩周炎。

霜降（公历10月23—24日）宜进补。中医有句古话叫"脾是生痰之源，肺是储痰之器"，痰湿产生的根源在于脾胃功能失调。为什么脾是生痰之源？因为它是管湿气的，湿气多了化不出去就变成痰饮了，所以从根本上祛湿就要健脾。另外，中医还有句古话叫"脾为气之源，肾为气之根"，就是说气虽出于肺，但却是根于肾的。霜降进补，调养脾胃是关键。谚语有"补冬不如补霜降"的说法。艾灸风门、风池、肺俞、肾俞、中脘、天枢、足三里可化痰祛湿。

立冬（公历11月7—8日）养精、补肾精。《黄帝内经》讲"冬三月，此谓闭藏，水冰地坼，无扰乎阳"，俗话也说"三九补一冬，来年无病痛""冬天进补，开春打虎"。艾灸背部膀胱经可养护阳，补肾精。

小雪（公历11月22—23日）温肾阳。《黄帝内经》讲："夫百病之始生也，皆于风雨寒暑，清湿喜怒。喜怒不节则伤脏，风雨则伤上，清湿则伤下。"这里所说的"风""寒""暑""湿"，包括"燥""热"，中医称之为"六邪"。艾灸肾俞、涌泉、足三里可养肾，保护阳气。

大雪（公历12月7—8日）要温补避寒。冬属阴，大雪是一年中阴气较盛的时节。这时如果借助天气的优势养阴，则可以调整体内的阴阳平衡，尤其是阴虚的人。中医认为，水是阴中的至阴，因此隆冬之际，多喝水可养阴。大雪补得当，一年不受寒。艾灸涌泉、肾俞、肺俞可温补不受寒。

冬至（公历12月21—23日）护阳气。《黄帝内经》说："冬三月，此谓闭藏。"也就是要关闭所有开泄的气机，要收藏。"冬至一阳生"，从这一天开始阳气慢慢回升了。艾灸肾俞、至阳可以保护阳气，藏住肾精。

第四节

小艾灸大学问

一、艾灸小贴士

艾灸疗法虽然效果好，易于掌握，但是应掌握正确的使用方法，才能避免不良事件的发生，发挥艾灸的疗效。掌握艾灸的小常识可以达到事半功倍的效果。

（一）艾灸后的不良反应

艾灸一般无严重不良反应，但由于每个人的体质和病证不同，开始施灸时可能引起发热、疲倦、口干、全身不适等反应，一般不需顾虑，继续施灸或者延长艾灸的间隔时间，症状可能消失。如引起口渴、便秘、尿黄等症状，可服加味增液汤。

（二）关于艾灸调养

灸后喝一杯温水，卧床休息养神30分钟。注意躲避风寒邪气，保暖，不宜立即洗澡，接触冷水，忌生冷、辛辣、肥甘厚腻之品，忌大悲、大喜、大怒，以减少疾病反复现象。

（三）施灸配穴原则

艾灸上半身部位以后，多在下半身配穴艾灸，以便引火下行。全身性和内脏疾病，或做健身灸，都是双侧取穴。局部病变或一侧肢体病变，只取一侧的穴位。

（四）施灸穴位选择

艾灸的疗效在于选穴精确而不在于数量。近代针灸学家承淡安主张："取穴中肯，精简疏针，灸穴勿多，热足气匀。"也就是说取穴必须准确，灸穴不要太多，热力应充足。一般来说，每次施灸多以2～3穴为宜。

二、艾灸的体位

施灸前根据病情选好穴位，并根据施灸部位保持舒适的体位。体位正确、舒适自然，可以保证艾灸的疗效，避免意外的发生。选择体位应注意下列几点。

（1）选择体位以能正确取穴、操作方便、患者肢体舒适并能持久为原则。

（2）在可能的情况下，尽量采用能将施灸部位暴露于外的穴位。

（3）由于治疗的需要和某些穴位的特点而必须采取不同的体位时，应根据患者的体质和病情灵活摆放。

（4）灸疗操作时，一般可取卧位，尤其对于体质虚弱、精神过度紧张的患者。

（5）施灸过程中尽量把肢体放得舒服自然，在施灸时不可随便移动，以免艾灶倾倒。

（6）在天气寒冷，室温较低时，灸疗操作宜注意减少皮肤的暴露，或适当减少灸疗时间，以防受凉。

常用的体位姿势有：

仰靠坐位——适用于头面、颈前和上胸部的穴位。

俯伏坐位——适用于头顶、后项和背部的穴位。

侧卧位——适用于侧身部以少阳经为主的穴位。

仰卧位——适用于胸腹部以任脉、足三阴经、阳明经为主的穴位。

俯卧位——适用于背腰部以督脉、太阳经为主的穴位。

在坐位和卧位的基础上，根据取穴的要求，四肢可放置在适当的屈伸姿势，如：

仰掌式——适用于上肢内侧的穴位：在仰卧位的基础上手掌掌心向上置于头顶。

屈肘式——适用于上肢外侧的穴位：在坐位的基础上手握半拳，拳眼向上，上肢屈肘展臂置于体侧。

屈膝式——适用于下肢内外侧和膝关节处的穴位：屈膝而坐或在卧位的基础上屈膝外展下肢。

三、艾灸的顺序

施灸顺序总的原则就是"先上后下，先少后多"。如果上下前后都有配穴，应先灸阳经，后灸阴经。"先上后下"是先背部，后胸腹，先头面，后四肢，依次进行。如果不讲次序，后灸头面，往往有面热、咽干、口燥的后遗症或不舒适的感觉。即便无此反应，也应当从上往下灸，循序不乱，可免得患者反复改变姿势。

"先少后多"目的是使艾炷的火力由弱增强，以使患者易于耐受。需灸多壮者，必须由少逐次增加，或者分次灸之。需用大艾炷者，可先用小艾炷灸起，每壮递增之，或者用小艾炷多壮法代替。

四、艾灸的宜忌与注意事项

（一）艾灸的适应证

李梃《医学入门》上说："寒热虚实，均可灸之。"可见灸疗的适应证与针刺、药物同样是十分广泛的，内、外、妇、儿各科的急慢性疾病，不论寒热、虚实、表里、阴阳，都有艾灸疗法的适应证。总的原则是：阴、里、虚、寒证多灸；阳、表、实、热证少灸。但有些实热证、急性病，如疗痈疮毒、虚脱、厥逆等，也可选用灸法。凡属慢性疾病，阳气衰弱，风寒湿痹，麻木萎软，疮疡瘰疬久不收口，艾灸效果最好。灸法亦可用于回阳救逆、固脱，如腹泻、脉伏、指冷、晕厥、休克可急灸之，令脉起温。归纳起来，艾灸的功能及适应证有以下几个方面。

（1）温经散寒，活血，通痹止痛。用于治疗寒凝血滞、经络痹阻引起的各种病症，如风寒湿痹、痛经、经闭、寒疝腹痛等。

（2）疏风解表，温中散寒。用于治疗外感风寒表证及中焦虚寒呕吐、腹痛、泄泻等。

（3）温阳补虚，回阳固脱。用于治疗脾肾阳虚、元气暴脱之证，如久泄、久痢、遗尿、遗精、阳痿、早泄、虚脱、休克等。

（4）补中益气，升阳举陷。用于治疗气虚下陷、脏器下垂之证，如胃下垂、肾下垂、子宫脱垂、脱肛等。

（5）消瘀散结，拔毒泄热。用于治疗外科疮疡初起及瘰疬等。用于疮疡久溃不愈，有促进愈合、生肌长肉的作用。

（6）降逆下气。用于治疗气逆上冲的病症，如脚气冲心、肝阳上升之证可灸涌泉穴治之。

（7）防病保健。灸疗用于防病保健有着悠久的历史。《千金要方》说："凡入吴蜀地游宦，体上常须三两处灸之，勿令疮暂瘥，则瘴疬温疟毒气不能著人也。"《扁鹊心书》说："人于无病时，常灸关元、气海、命关、中脘……虽未得长生，亦可保百余年寿矣。"由此可以看出，我们祖先早已十分重视艾灸在防病保健方面的作用。

（二）艾灸的注意事项

1. 艾灸前注意事项

（1）剧烈运动后不宜马上艾灸，需等气息平缓后方可艾灸。

（2）饭后1小时后才可以艾灸。

2. 艾灸中注意事项

（1）艾灸时不可以过饱或过饥，也不可以大悲、大喜、大怒，要保持身心平静舒缓。

（2）艾灸中必须多喝温水，便于排毒。即使是夏天也不可以喝冷开水。

（3）艾灸中如果穴位表面出现湿气，是体内寒气通过穴位排出，体内寒气较重，艾灸起了作用，用毛巾或者纸巾擦拭即可。

（4）夏季天气炎热，可以在空调房艾灸，但室温需控制在24～26℃，不能太低，出风口不要对准人身直吹。

（5）初次温灸不能贪热太靠近皮肤，特别是虚寒体质的人，对温热不敏感，总以为不够热。时间过长或温度过热都容易形成局部高温灼伤。

（6）施灸的过程中，严防艾火烧坏衣物、被褥等。

3. 艾灸后注意事项

（1）艾灸完半小时内，不可以用冷水洗手、洗脸。艾灸完毕，全身毛孔打开，易受寒凉。

（2）艾灸后不可马上洗澡，道理同上。一般情况下，最好洗好澡后再艾灸，或者艾灸完，隔几小时后再洗澡。

（3）施灸后，皮肤多有红晕灼热感，不需处理，即可消失。如灸后皮肤起泡，可用消毒针头穿破放出液体，用碘伏消毒，或者涂抹艾灰，防止感染。

（4）施灸完毕，必须让艾炷完全熄灭，以免引发火灾。

艾灸完，如果出现疲劳乏力、精神不济，属正常现象。此时身体在进行休整，可稍事休息，不可劳累。

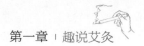

（三）艾灸特别禁忌

（1）皮薄、肌少、筋肉结聚处，如乳头、阴部、睾丸等部位不要直接施灸。另外，关节部位不要直接着肤灸，眼球属颜面部，也不能直接着肤灸。此外，大血管处、心脏部位不要灸。

（2）凡暴露在外的部位，如颜面，不能直接灸，以防形成瘢痕，影响美观。

（3）传染病、高热、昏迷、抽风时期忌灸；身体极度衰竭、形销骨立的患者，忌灸。

（4）无法配合者，如精神病患者等，忌灸。

第二章

『艾』说经络

经络穴位，是外治疗法的"黑土地"，外治法就是通过在经络穴位上面"施肥、播种、灌溉"，通过经络的传导作用，清理我们体内环境的垃圾，改善脏腑器官生存的空间，让身体达到平和状态，健康自然来。

经络由经和络组成，经是主干线，络是旁支，相当于人体经络地图上的旁支小路，人体有十二条主干线，也叫作"十二正经"。还有无数条络脉，经和络纵横交错，在人体里构成了一张大大的"交通网"。经络的网络在内连接着五脏六腑，外面关联着四肢百骸乃至皮肤，可以说身体的各个部位，脏腑器官、骨骼肌肉、皮肤毛发，无不包括在这张大网之中。《黄帝内经》有句话叫"诸病于内，必形于外"，所以身体脏腑里面哪个器官有病了，这张网上就会有相应的报警，酸、麻、胀、痛、疼就是常见的报警信号，如果我们能了解自己身体上的经络网，当身体不同的位置响起"报警信号"时，我们就可以知道是哪个脏腑器官出了问题。所以说，要想做自己最好的医生，必须从了解经络这张"交通网"开始。

人体内有六脏（心、肝、脾、肺、肾五脏，再加心包）六腑（胃、小肠、大肠、膀胱、胆、三焦），每个脏腑都连接着一条经络，一共十二条经络。经络的走向在四肢两侧是基本对称相同的。

十二条经络都有着自己的分布规律、循行路线以及负责轮值的时间，这个也就是我们经常听说的"子午流注"。为了方便好记，按照十二经络的表里关系分成六组来详细地解说。

第一节

肺和大肠，你好我才好

手太阴肺经循行时间：3:00—5:00

手阳明大肠经循行时间：5:00—7:00

生命离不开两样东西，一是空气，二是食物。肺——负责运化人体内空气，大肠——负责传导食物。所以，要想身体好，请善待您的肺与大肠！

曾有患者一天未解大便，询问后得知，患者最近睡得不好，特别是后半夜。而后半夜属于肺的时间，肺失肃降，津液不能下达，则大便秘结。于是给患者冲上一杯温盐水，待患者喝完后，再按摩其天枢、二间和上廉穴，上廉穴还没按完，患者就急匆匆跑去厕所了。

可能很多人疑惑：为什么大便有问题，晚上就睡不好了呢？中医里有句顺口溜叫"胃不和则卧不安"，也就是说，如果一个人的胃肠道不好，晚上睡觉也是不会安稳的。经常上夜班的人可能知道，凌晨的3—5点是一个晚上当中最难熬的时候，可能很多人在凌晨3点之前不睡觉觉得没有任何问题，但是到了凌晨3点之后就很难挺得过去，这是因为凌晨的3—5点正是人体内的经气循行到肺经的时候，而肺主肃降，将人体的气血津液向下布散，所以这时候人体的气机是在肃降。脾胃属土，土生金，如果脾胃不舒服，土化生气血的功能不足，那么肺肃降的功能必然受到影响，在肺经工作的时候能源不足，必然导致睡不安稳。这也是为什么某些患有肺系疾病的人晚上也睡不好觉的原因之一。如果肺经出了问题，那么除了睡不好觉，还会有哪些表现？

肺经的全称叫作手太阴肺经，起于胃中脘的中焦，向下联络大肠，回过来沿着胃的上口，穿过膈肌，入属于肺脏，又从肺系的气管、喉咙部横出腋下的中府、云门二穴，下循上臂内侧进入寸口的经渠、太渊二穴。其支脉从列缺穴走向拇指内侧，与手阳明大肠经相连接。

经络的命名是由一个经络加上一个脏腑的名称组成的，所以在疾病的表现形式上也就有两方面的内容，一个是肺经循行部位的病变，如手臂疼痛、手掌心灼热、肩背疼痛等；另一个就是肺脏本身的病变，如咳嗽、胸部胀满、肺胀、气喘、咳嗽、心烦、气短等。当然，通过按摩、针刺、艾灸等传统治疗方法也可以调整脏腑的虚实，治疗这些疾病。

说完了肺经，那么大肠经呢？我们都知道，肺与大肠相表里，这不仅是指肺经与大肠经在功能上可以相互协调，而且在经络的循行上两者也有一定的联系。大肠经起于示指末端的商阳穴（也就是肺经的分支循行的部位），沿示指桡侧，通过合谷、曲池等穴，向上会于督脉的大椎穴，然后进入缺盆，联络肺脏，通过横膈，入属于大肠。它的支脉，从锁骨上窝走向颈部，通过面颊，进入下齿中，回过来挟着口唇两旁，在人中处左右交叉，上挟鼻孔两旁（迎香穴）。所以，在治疗上，大肠经不仅可以治疗大肠经循行部位的痹病、关节屈伸不利、鼻炎、面神经炎、面瘫、耳聋以及大肠的病变如便秘等疾病，还可以治疗支气管炎、发烧、感冒、头痛等肺系疾病。

下面介绍一些肺经及大肠经适合艾灸的常用穴位。

一、手太阴肺经常用穴位

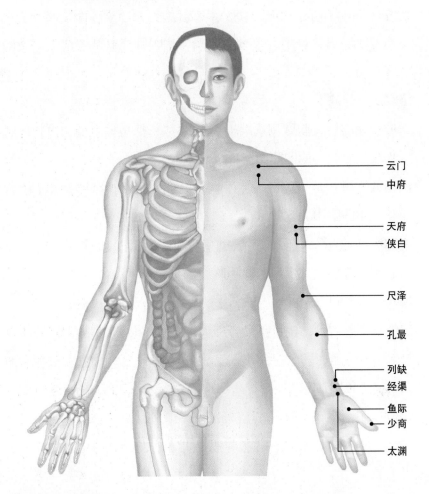

云门
中府

天府
侠白

尺泽

孔最

列缺
经渠
鱼际
少商
太渊

募穴——中府

定位：在胸部，横平第1肋间隙，锁骨下窝外侧，前正中线旁开6寸。

主治：①咳嗽、气喘、胸满痛等胸肺病症。②肩背痛。

合穴——尺泽

定位：在肘区，肘横纹上，肱二头肌腱桡侧缘凹陷中。

主治：①咳嗽、气喘、咯血、咽喉肿痛等肺系实热性病症。②肘臂挛痛。③急性吐泻、中暑、小儿惊风等急症。

郄穴——孔最

定位：在前臂前区，腕掌侧远端横纹上7寸，尺泽与太渊连线上。

主治：①咯血、鼻衄、咳嗽、气喘、咽喉肿痛等肺系病症。②肘臂挛痛。③痔血。

络穴——列缺*

定位：在前臂，腕掌侧远端横纹上1.5寸，拇短伸肌腱和拇长展肌腱之间，拇长展肌腱沟的凹陷中。

简便取穴法：两手虎口自然平直交叉，一手示指按在另一手桡骨茎突上，指尖下凹陷中为此穴。

主治：①咳嗽、气喘、咽喉肿痛等肺系病症。②头痛、齿痛、项强、口眼歪斜等头面部疾患。③手腕痛。

原穴——太渊**

定位：在腕前区，桡骨茎突与舟状骨之间，拇长展肌腱尺侧凹陷中。

主治：①咳嗽、气喘、咽痛、胸痛等肺系疾病。②无脉症。③腕臂痛。

荥穴——鱼际

定位：在手外侧，第1掌骨桡侧中点赤白肉际处。

主治：①咳嗽、咳血、咽喉肿痛、失音、发热等病症。②掌中热。③小儿疳积。

井穴——少商

定位：在手指，拇指末节桡侧，指甲根角侧上方0.1寸（指寸）。

主治：①咽喉肿痛、鼻衄等肺系实热证。②高热、昏迷、癫狂。③指肿、麻木。

---

* 列缺：八脉交会穴（通任脉）。

** 太渊：八会穴之脉会、输穴。

二、手阳明大肠经常用穴位

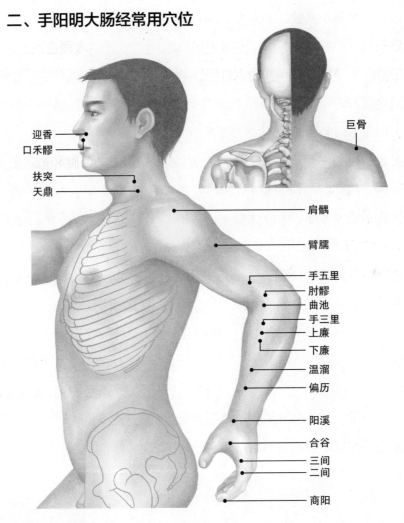

迎香
口禾髎
扶突
天鼎
巨骨
肩髃
臂臑
手五里
肘髎
曲池
手三里
上廉
下廉
温溜
偏历
阳溪
合谷
三间
二间
商阳

井穴——商阳

定位：手示指末节桡侧，指甲角外展0.1寸。

主治：咽喉肿痛、颌肿、下齿痛、耳聋、耳鸣、青盲、热病汗不出、昏厥、卒中昏迷、喘咳、肩痛引缺盆、发热。

荥穴——二间

定位：微握拳，手示指本节（第2掌指关节）前，桡侧凹陷处。

主治：喉痹、颌肿、鼽衄、目痛、目黄、大便脓血、齿痛、口干、口眼歪斜、身热、嗜睡、肩背痛、示指病变。

原穴——合谷

定位：手背第1掌骨与第2掌骨间，第2掌骨桡侧中点处。

简便取穴法：两手虎口自然平直交叉，一手拇指按在另一手桡骨茎突上，指尖下凹陷中是穴。

主治：面部一切疾病——面口合谷收、头痛、眩晕、目赤肿痛、鼻衄、鼻渊、齿痛、耳聋、喉痛、指挛、臂痛、口眼歪斜、咽喉肿痛、胃痛、热病无汗、多汗、上肢病变。

经穴——阳溪

定位：腕背横纹桡侧，手拇指上翘时，拇短伸肌腱与拇长伸肌腱之间凹陷处。

主治：头痛、耳鸣、齿痛、咽喉肿痛、目赤、手臂手腕痛、耳聋、癫痫。

络穴——偏历

定位：屈肘，小臂背面桡侧，阳溪穴与曲池穴连线上，腕横纹上展3寸。

主治：鼻衄、目赤、耳聋、耳鸣、手臂酸痛、喉肿、水肿、口眼歪斜、喉痛。

郄穴——温溜

定位：屈肘，小臂背面桡侧，阳溪穴与曲池穴连线上，腕横纹上展5寸。

主治：腹痛、呃逆、喉舌痛、头痛、面肿、鼻衄、咽喉肿痛、肩背痛。

合穴——曲池

定位：在手肘关节弯曲凹陷处。

主治：热病、咽喉肿痛、手臂肿痛、上肢不遂、降压、疮、疥、齿痛、目赤痛、痢疾。

第二节

脾和胃是连理枝

足阳明胃经循行时间：7:00—9:00

足太阴脾经循行时间：9:00—11:00

脾和胃在解剖结构上是毗邻关系，脾在胃的左后方。脾主运化，胃主受纳、腐熟。胃的"纳"是为脾的"运"做准备，而脾的"运"适应胃继续"纳"的需要，所以脾胃在中医的经络学里也是一里一外地相互照顾、密切配合。足阳明胃经与足太阴脾经为表里关系，阳经为表，阴经为里，两者之间的关系犹如家庭中的夫妻，男主外而女主内，胃经就是家中"丈夫"，脾经就是家中"妻子"。脾与胃密切配合，纳运相得，才能完成纳食、消化、吸收与转输等一系列生理功能。

中医的脾胃是人体饮食的关键所在，外界食物进入体内需要经过消化系统进行消化、吸收，才能为人体所用，消化系统健康运行的关键就在于脾胃。然而，现代生活方式的改变，生冷、肥腻等食物和饮料的摄入，都加重了脾胃负担，消耗脾胃阳气，慢慢衍生出各种消化系统的疾病。

在脾胃病科，腹胀、胃痛、腹痛等患者不在少数，而部分患者病因又与平时饮食相关。

脾主运化，胃主受纳，饮与食从口而入，首先是进入胃中，接纳了外界的饮食后，通过胃的消磨和初步腐熟后，就会输送到脾，脾犹如御膳房，把原始材料进行烹饪，成为一道道美食佳肴，承送给五脏六腑

"享用"。如果进食过饱则胃的初步加工能力跟不上，导致大量的材料堆积，加重了胃的负担，出现消化不良；过饥而不食则原材料输入减少，但是五脏六腑对于美食的向往欲望并没有减少，因此胃只能在仅有的资源中进行初步加工，脾就只能得到可怜的材料进行烹饪，有时候还要脾胃补贴一部分材料，才能满足五脏六腑的需求，久而久之，脾胃就会受伤；饮食过冷，脾胃的阳气就会被折损，就如不够火力去烹饪食物，煮出来的菜都半生不熟，哪能不病；饮食过热就如在厨房中开暖气，在闷热的工作环境下，脾胃也是无法好好干活的。饮食不注意，一旦超过人体的代偿能力，就会导致受纳与运化功能失常，御膳房就会乱套，无法烹饪出美食，有时候可能还会煮出一些黑暗料理，五脏六腑无法满足口福，就会罢工、生气、闹别扭，随之各种疾病就会产生，所以"内伤脾胃，百病由生"。治疗脾胃相关疾病，除了从内脏入手，还可从经络着手干预，足太阴脾经与足阳明胃经是日常保健、治疗常用经络。

在疾病的表现形式上有两方面的内容，一个是脾经循行部位的病变，如脚腿疼痛、双下肢乏力、舌痹等；另一个就是脾脏本身的病变，如腹泻、腹痛、腹胀等。同样的，足阳明胃经不仅可以治疗其所循行部位的痛症、关节屈伸不利、鼻炎等疾病，还可以治疗内伤杂病。临床中，运用这两条经络进行保健、治疗有一个原则，通俗而言就是"夫妻和睦"，有时候出现脾经的症状不一定要治疗脾经，通过治疗胃经就可以解决，因为有些事情"丈夫"出面解决比"妻子"解决来得直接、快速，反之亦然。

下面介绍一些脾经及胃经适合艾灸的常用穴位。

一、足太阴脾经常用穴位

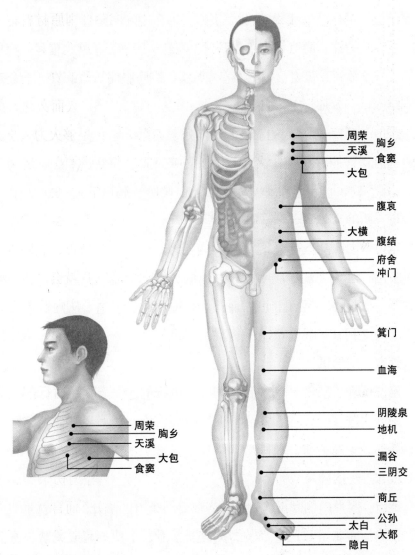

周荣 胸乡
天溪 食窦
大包
腹哀
大横 腹结
府舍
冲门
箕门
血海
阴陵泉
地机
漏谷
三阴交
商丘
公孙
太白
大都
隐白

周荣 胸乡
天溪
大包
食窦

井穴——隐白

定位：足拇趾内侧，距趾甲角0.1寸。

主治：腹胀、腹泻、呕吐、烦心善悲、噩梦多、胸痛、心痛、胸满、咳吐、喘息、慢惊风、昏厥、月经过时不止、崩漏、吐血、鼻衄、尿血、便血等。

输穴，原穴——太白

定位：足拇趾第1跖趾关节后下方，赤白肉际凹陷处。

主治：胃痛、腹胀、腹痛、肠鸣、呕吐、腹泻、痢疾、便秘、痔疮、脚气、饥不欲食、善噫食不化、心痛脉缓、胸胁胀痛、体重节痛、痿病。

络穴——公孙

定位：第1跖骨基底的前下缘凹陷处，赤白肉际处。

主治：胃痛、呕吐、饮食不化、肠鸣腹胀、腹痛、痢疾、泄泻、多饮、霍乱、水肿、烦心失眠、发狂妄言、嗜卧、肠风下血、脚气。

足三阴的交会穴——三阴交

定位：内踝高点直上3寸，胫骨内侧缘后方。

主治：脾胃虚弱、肠鸣腹胀、飧泄、消化不良、月经不调、崩漏、赤白带下、阴挺、经闭、产后血虚、恶露不行、梦遗、阳痿、水肿、遗尿、小便不利、失眠等。

郄穴——地机

定位：阴陵泉穴下3寸，阴陵泉穴与内踝的连线上。

主治：腹胀、腹痛、食欲不振、腹泻、痢疾、月经不调、痛经、遗精、腰痛、小便不利、水肿。

合穴——阴陵泉

定位：胫骨内侧髁下缘，胫骨内侧髁后下方凹陷处。

主治：腹胀、喘逆、水肿、黄疸、暴泄、小便不利或失禁、遗精、膝痛。

血海

定位：膝髌上内廉白肉际2.5寸处。

主治：月经不调、痛经、闭经、崩漏、股内侧痛、皮肤湿疹、瘾疹、湿疮、瘙痒、丹毒、小便不利、腹胀。

二、足阳明胃经常用穴位

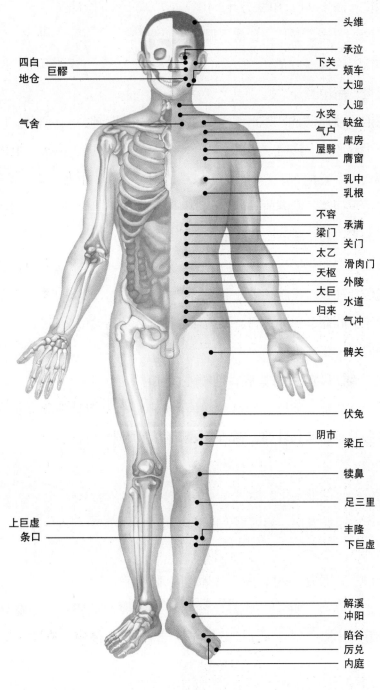

头维
承泣
下关
颊车
大迎
人迎
水突
缺盆
气户
库房
屋翳
膺窗
乳中
乳根
不容
承满
梁门
关门
太乙
滑肉门
天枢
外陵
大巨
水道
归来
气冲
髀关
伏兔
阴市
梁丘
犊鼻
足三里
丰隆
下巨虚
解溪
冲阳
陷谷
厉兑
内庭

四白
地仓
巨髎
气舍
上巨虚
条口

梁门

定位：脐上4寸，中脘旁开2寸。

主治：胃痛、呕吐、食欲不振、大便溏。

募穴——天枢

定位：脐中旁开2寸。

主治：绕脐腹痛、呕吐、腹胀、肠鸣、痢疾、腹泻、便秘、肠痈、痛经、月经不调、疝气、水肿。

郄穴——梁丘

定位：屈膝，在髂前上棘与髌骨外上缘连线上，髌骨外上缘上2寸。

主治：胃痛、膝肿、下肢不遂、乳痈。

犊鼻

定位：屈膝，在髌韧带外侧凹陷中。

主治：膝痛、屈伸不利、下肢麻痹等下肢及膝关节疾病。

合穴——足三里

定位：犊鼻穴下3寸，胫骨前嵴外1横指。

主治：胃痛、呕吐、腹胀、腹泻、痢疾、便秘等胃肠病症；下肢麻痹；癫狂等神志病；乳痈、肠痈等外科疾病；强壮保健穴。

条口

定位：上巨虚穴下2寸。

主治：下肢麻痹、肩臂痛、脘腹疼痛。

络穴——丰隆

定位：外踝尖上8寸，条口穴外1寸，胫骨前嵴外2横指。

主治：头痛、眩晕、癫狂、咳嗽痰多等痰饮体质、下肢痿痹、腹胀、便秘。

第三节

好心肠——说的就是心和小肠

手少阴心经循行时间：11:00—13:00

手太阳小肠经循行时间：13:00—15:00

生命在于运动，尤其是心脏的运动，人类是高级脊椎动物，而心脏是脊椎动物身体中最重要的一个器官；同样生命也离不开食物。心脏为血液流动提供压力，把血液运行至身体各个部分；小肠负责受盛化物及泌别清浊，小肠承接胃所腐熟的水谷，做进一步的消化和泌别清浊的工作。

曾有患者想睡觉却睡不着，胃口不好，心里烦躁，想喝冷饮，小便时尿道痛，尿液颜色深，口舌多处生疮、舌尖糜烂。

患者应是心火过旺，心移热于小肠，导致小便短赤、灼热疼痛等小肠热证的证候。此时应畅情志，注意清淡饮食，宜食清心火、泄小肠热的食物，亦可按摩穴位以缓解不适。

说到这里，可能很多人就问：为什么小便有问题，跟心火有关系呢？中医学认为心是脏腑中重要的器官，主宰各脏腑进行着协调的活动。故《黄帝内经》说"心者，五脏六腑之大主"，也就是说，各脏腑在心的领导下互相联系，分工合作，构成一个有机的整体。而心与小肠通过经脉的相互属络构成表里关系，所以心经实火可移热于小肠，引起尿少、尿赤、排便灼热等小肠实热的病症；反之，小肠有热，又有可能循经脉上熏于心，则可出现心烦、舌赤糜烂等病症。

根据子午流注十二时辰养生法，11—13点是心经当令，心经旺。对于普通人来说，睡子午觉最为重要，而患者小肠实热，上熏于心，热扰心神，不能寐。13—15点，这个时候是小肠经当令，小肠经旺。小肠是主吸收的，它的功能是吸收被脾胃腐熟后的食物精华，然后把它分配给各个脏器，所以午饭要吃好，营养价值要丰富一些。患者口腔出现糜烂生疮，进食不佳，小便又赤痛。中医有说"胃不和则卧不安""心主神明，开窍于舌，其华在面"。心火内炽，扰乱心神，则心烦、失眠、上炎口舌，可致口舌生疮，热邪下移则尿热、尿赤。在生理情况下两者相互协调，心之气通于小肠，小肠之气亦通于心，在病理情况下则相互影响致病。这也是为什么某些患有心系疾病的人会心烦睡不好的原因之一。如果心经出了问题，那么除了这些，还会有哪些表现呢？

心经的全称叫作手少阴心经，本经自心中起始，出来属于心系（心脏周围脉管等组织），向下贯穿膈肌，联络小肠。它的分支从心系向上，挟着食道上端两旁，连接目系（眼球与脑相连的组织）。它外行的主干，从心系上肺，斜走出于腋下（极泉穴），沿上肢前边，行于手太阴肺经和手厥阴心包经的内侧，下行肘节（少海穴），沿前臂尺侧，到手掌后豌豆骨突起处（神门穴），进入掌中，沿小指桡侧出其末端（少冲穴）。脉气由此与手太阳小肠经相连。在疾病的表现形式上有两方面的内容，一个是心经循行部位的病变，如眼睛昏黄，胁肋疼痛，上臂、前臂的内侧后边疼痛，厥冷，掌心热等；另一个就是心脏本身的病变，如心悸、胸闷、胸痛、咳嗽、心烦、肢肿、尿少等。当然，通过按摩、针刺、艾灸等传统治疗方法也可以调整脏腑的虚实，治疗疾病。

说完了心经，那么小肠经呢？心与小肠相表里，这不仅是指心经与小肠经在功能上可以相互协调，而且在经络的循行上两者也有一定的联系。手太阳小肠经自手小指尺侧端（少泽穴）起始，沿手掌尺侧缘上行，出尺骨茎突，沿前臂后边尺侧直上，出尺骨鹰嘴和肱骨内上髁之间（小海穴），向上沿上臂后边内侧，出行到肩关节后面，绕行肩胛，在大椎穴与督脉相会，向前进入缺盆（锁骨上窝），深入体腔，联络心脏，沿着食道下行，贯穿膈肌，到达胃部，入属小肠。它的分支从锁骨上窝沿颈上颊，到外眼角，折回来进入耳中（听宫穴）。另一条支脉，从面颊部分出，行至眶下，到达鼻根部的内眼角，然后斜行到颧部（颧髎穴）。脉气由此与足太阳膀胱经相接。所以，在治疗上，小肠经不仅可以治疗小肠经循行部位的耳聋，眼睛发黄，面颊肿，颈部、颌下、肩胛、上臂、前臂的外侧后边疼痛，还可以治疗神志病、头项痛等心系疾病。

下面介绍一些心经及小肠经适合艾灸的常用穴位。

一、手少阴心经常用穴位

极泉

定位：上臂外展，在腋窝顶点，腋动脉搏动处。

主治：①心痛，心悸。②胸闷气短，胁肋疼痛。③肩臂疼痛，上肢不遂，瘰疬。

青灵

定位：在臂内侧，当极泉穴与少海穴的连线上，肘横纹上3寸，肱二头肌的内侧沟中。

主治：①头痛，胁痛，肩臂疼痛。②目视不明。

合穴——少海

定位：屈肘举臂，在肘横纹内侧端与肱骨内上髁连线的中点处。

主治：①心痛。②腋胁痛，肘臂挛痛麻木，手颤。③瘰疬。

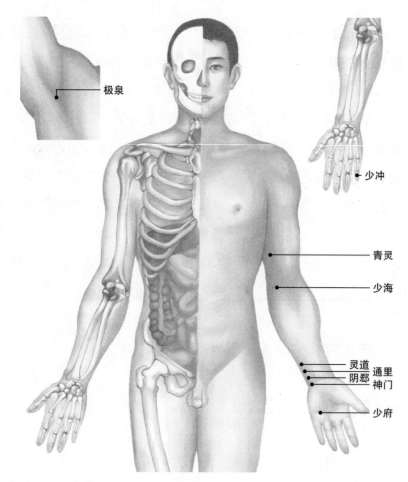

极泉

少冲

青灵

少海

灵道
通里
阴郄
神门

少府

经穴——灵道

定位：在前臂掌侧，当尺侧腕屈肌腱的桡侧缘，腕横纹上1.5寸。

主治：①心痛，心悸。②暴喑。③肘臂挛痛，手指麻木。

络穴——通里

定位：在前臂掌侧，当尺侧腕屈肌腱的桡侧缘，腕横纹上1寸。

主治：①暴喑，舌强不语。②心悸，怔忡。③腕臂痛。

郄穴——阴郄

定位：在前臂掌侧，当尺侧腕屈肌腱的桡侧缘，腕横纹上0.5寸。

主治：①心痛，惊悸。②吐血，衄血，骨蒸盗汗。③暴喑。

输穴，原穴——神门

定位：在腕部，腕掌侧横纹尺侧端，尺侧腕屈肌腱的桡侧凹陷处。

主治：①失眠，健忘，呆痴，癫狂痫。②心痛，心烦，惊悸。

荥穴——少府

定位：在手掌面，第4、第5掌骨之间，握拳时，当小指尖处。

主治：①心悸，胸痛。②小便不利，遗尿，阴痒痛。③小指挛痛，掌中热。

井穴——少冲

定位：在手小指末节桡侧，距指甲角0.1寸。

主治：①心悸，心痛。②癫狂，热病，昏迷。③胸胁痛。

二、手太阳小肠经常用穴位

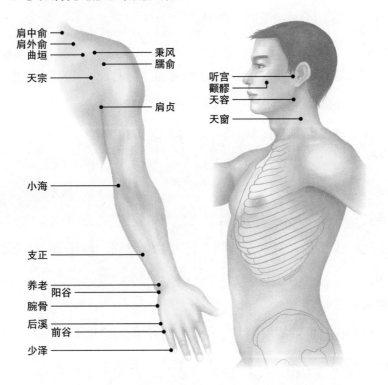

井穴——少泽

定位：在手小指末节尺侧，距指甲角0.1寸。

主治：①头痛，目翳，咽喉肿痛，耳聋，耳鸣。②乳痈，乳汁少。③昏迷，热病。

荥穴——前谷

定位：在手尺侧，微握拳，当小指本节（第5掌指关节）前的掌指横纹头赤白肉际。

主治：①头痛，目痛，耳鸣，咽喉肿痛，热病。②乳汁少。

输穴——后溪

定位：在手掌尺侧，微握拳，当小指本节（第5掌指关节）后的远侧掌横纹头赤白肉际。

主治：①头项强痛，腰背痛。②目赤，耳聋，咽喉肿痛，癫狂痫。③盗汗，疟疾。④手指及肘臂挛急。

原穴——腕骨

定位：在手掌尺侧，当第5掌骨基底与钩骨之间的凹陷处，赤白肉际。

主治：①头项强痛，耳鸣，目翳。②黄疸，消渴，热病，疟疾。③指挛腕痛。

经穴——阳谷

定位：在手腕尺侧，当尺骨茎突与三角骨之间的凹陷处。

主治：①头痛，目眩，耳鸣，耳聋。②热病，癫狂痫。③腕臂痛，颈颌肿。

郄穴——养老

定位：在前臂背面尺侧，当尺骨小头近端桡侧凹陷中。

简便取穴法：屈肘，掌心向胸，在尺骨小头的桡侧缘，于尺骨小头最高点水平的骨缝中取穴。或掌心向下，用另一手指按在尺骨小头的最高点上，然后掌心转向胸部，当手指滑入的骨缝中取穴。

主治：①目视不明，头痛，面痛。②肩、背、肘、臂酸痛，急性腰痛，项强。

络穴——支正

定位：在前臂背面尺侧，当阳谷穴与小海穴的连线上，腕背横纹上5寸。

主治：①头痛，目眩。②热病，癫狂。③项强，肘臂酸痛。

合穴——小海

定位：微屈肘，在肘内侧，当尺骨鹰嘴与肱骨内上髁之间凹陷处。

主治：①肘臂疼痛。②癫痫。

第四节

水利部门找肾和膀胱

足太阳膀胱经循行时间：15:00—17:00

足少阴肾经循行时间：17:00—19:00

现在的社会节奏快、社会压力大、加班熬夜、嗜烟酒饮料、房劳过度，还有其他生活习惯的改变让很多人身体变得虚弱易生病，挥霍健康成为习惯后，引起肾虚也不是不可能的。

中国人对肾脏引起的身体问题一般比较看重，凡涉及肾的问题，很多人觉得是大问题，因为常与两性生殖、大小便相关，成为大家的难言之隐，总觉得矮别人一截，大家谈肾虚色变。既然大家那么关心肾虚问题，现在就一起来了解一下肾脏吧。

肾是人体内一个重要的脏器，它是生命之根，肾的其中一个重要功能为肾主水。尿液为津液代谢的最终产物，其虽与肺、脾、肾等脏腑密切相关，但尤以肾为最。肾之气化作用与膀胱的气化作用相配合，肾如同太阳或者说是火，将津液蒸腾，上升至沼泽（膀胱），储存起来，共同形成尿液并排出体外。肾在维持人体津液代谢平衡中起着关键作用，人体水液的排泄主要依赖尿液排出，少部分多余的水液经呼吸道、皮肤、大便等排出，所以说"水为至阴，其本在肾"。肾与膀胱为一表一里、联系紧密、相互影响的脏器，肾的病变常常会导致膀胱的气化失司，引起尿量、排尿次数及排尿时间的改变。膀胱的病变有实有虚，虚证常常是由肾虚引起的，肾虚可以引起尿频、尿多或尿少。简单来说就是，膀胱是储尿的容器，而肾是开放尿液的开关，如果肾功能正常，就会开合有度。跟大家分享遇到的一个案例。肾虚不可怕，也不尴尬，我们要多关心家人哦。

曾有一位老年绝经女性患者尿失禁1年多，去了好多家医院，没有查出什么器质性问题，所以没能接受有效的治疗措施。患者小便不受控制，尿频量少，但是没有尿痛的感觉，因此区别于膀胱刺激征。患者每天都需要频繁更换成人纸尿片，对其生活造成了极大的不便与困扰。患者素来怕冷，容易拉肚子，经常腰酸乏力，舌淡胖苔白，脉沉迟。

老年尿失禁是老年常见病之一。《素问·脉要精微论》提到"水泉不止者，是膀胱不藏也"，宋代《太平圣惠方·治遗尿诸方》曰："夫遗尿者，此由膀胱虚冷，不能制约于水故也。"《诸病源候论·小便不禁候》进一步指出："小便不禁者，肾气虚，下焦受冷也。……不能温制其水液，故小便不禁也。"结合患者其他的兼证，失禁的原因是老年人各部机能减退，肾阳虚衰，膀胱失约所致。肾经与膀胱经是互为表里的经络，这一阳一阴的经络其实是一条相连的经络，刺激膀胱经，肾经就会有反应；刺激肾经，膀胱经也会有反应，而这两条经络各自所连的脏器——肾脏与膀胱也就互为表里。艾灸治疗阳虚证效果显著，操作简单。艾灸选穴可以选肾经和膀胱经穴位配合一起。

杨继洲在《针灸大成》提道："小便不禁：承浆、阴陵、委中、太冲、膀胱俞、大墩"。《针方六集》卷之六曰："老人肾虚小便多……肾俞加艾疾皆合。"于是给患者制订的艾灸处方为：膀胱经穴位委中、膀胱俞、肾俞强腰固肾，加上任脉穴位神阙、关元培本固元，1天1次，每次每穴灸20分钟。患者连续灸1周，诉怕冷的症状好转，尿频减少了，非常开心。告知其可坚持灸至症状缓解。为什么加神阙、关元穴？人体如果被比喻成一盏灯，不能只加火（只灸膀胱经），要适当添加油（原材料），它才能长久燃起来，所以灸神阙、关元穴就是从这个角度出发，填补元气。

下面介绍足太阳膀胱经与足少阴肾经的常用穴位。

一、足太阳膀胱经常用穴位

肺俞

定位：在背部，当第3胸椎棘突下，旁开1.5寸。

主治：咳嗽，气喘，吐血，骨蒸，潮热，盗汗，鼻塞。

心俞

定位：在背部，当第5胸椎棘突下，旁开1.5寸。

主治：心痛，惊悸，咳嗽，吐血，失眠，健忘，盗汗，梦遗，癫痫。

膈俞

定位：在背部，当第7胸椎棘突下，旁开1.5寸。

主治：呕吐，呃逆，气喘，咳嗽，吐血，潮热，盗汗。

肝俞

定位：在背部，当第9胸椎棘突下，旁开1.5寸。

主治：黄疸，胁痛，吐血，目赤，目眩，雀目，癫狂，痫证，脊背痛。

胆俞

定位：在背部，当第10胸椎棘突下，旁开1.5寸。

主治：黄疸，口苦，胁痛，肺痨，潮热。

脾俞

定位：在背部，当第11胸椎棘突下，旁开1.5寸。

主治：腹胀，黄疸，呕吐，泄泻，痢疾，便血，水肿，背痛。

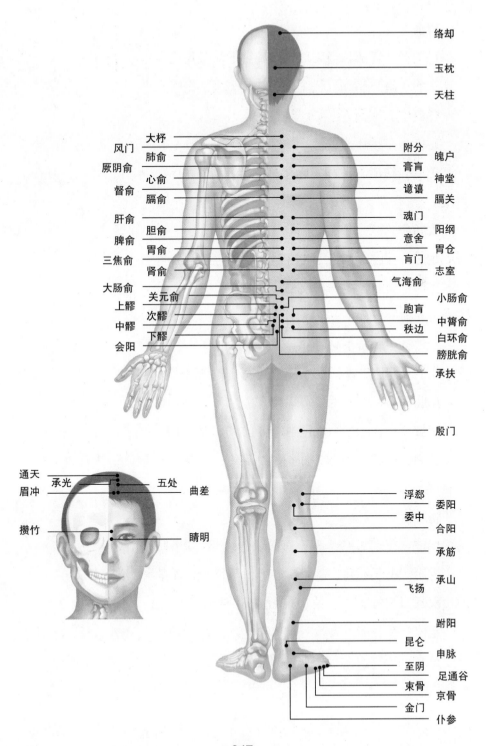

络却

玉枕

天柱

大杼

风门　　附分　魄户

肺俞　　膏肓　神堂

厥阴俞　　谚谚　膈关

督俞　　心俞　　魂门　阳纲

膈俞　　意舍　胃仓

肝俞　　肓门　志室

胆俞

脾俞　　气海俞

胃俞

三焦俞　　小肠俞

肾俞

大肠俞　　胞肓

关元俞　　中膂俞

上髎　　　秩边　白环俞

次髎　　　膀胱俞

中髎　　　承扶

下髎

会阳

殷门

浮郄　委阳

委中

合阳

承筋

承山

飞扬

跗阳

昆仑

申脉

至阴

足通谷

束骨　京骨

金门

仆参

通天　　承光　　五处　曲差

眉冲

攒竹　　　　　　睛明

胃俞

定位：在背部，当第12胸椎棘突下，旁开1.5寸。

主治：胸胁痛，胃脘痛，呕吐，腹胀，肠鸣。

肾俞

定位：在腰部，当第2腰椎棘突下，旁开1.5寸。

主治：遗尿，遗精，阳痿，月经不调，白带，水肿，耳鸣，耳聋，腰痛。

大肠俞

定位：在腰部，当第4腰椎棘突下，旁开1.5寸。

主治：腹胀，泄泻，便秘，腰痛。

关元俞

定位：在肚脐下4横指处。

主治：腹胀、泄泻，小便频数或不利，遗尿，腰痛。

小肠俞

定位：在骶部，当骶正中嵴旁1.5寸，平第1骶后孔。

主治：遗精，遗尿，尿血，白带，小腹胀痛，泄泻，痢疾，疝气，腰腿疼。

膀胱俞

定位：在骶部，当骶正中嵴旁1.5寸，平第2骶后孔。

主治：小便不利，遗尿，泄泻，便秘，腰脊强痛。

次髎

定位：在骶部，当髂后上棘内下方，适对第2骶后孔处。

主治：疝气，月经不调，痛经，带下，小便不利，遗精，腰痛，下肢痿痹。

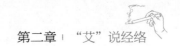

委中

定位：在腘横纹中点，当股二头肌腱与半腱肌肌腱的中间。

主治：腰痛，下肢痿痹，腹痛，吐泻，小便不利，遗尿，丹毒。

承山

定位：在小腿后面正中，委中穴与昆仑穴之间，当伸直小腿或足跟上提时腓肠肌肌腹下出现尖角凹陷处。

主治：痔疾，脚气，便秘，腰腿拘急疼痛。

申脉

定位：在足外侧部，外踝直下方凹陷中。

主治：头痛，眩晕，癫狂，痫证，腰腿酸痛，目赤痛，失眠。

京骨

定位：在足外侧部，第5跖骨粗隆下方，赤白肉际处。

主治：头痛，项强，目翳，癫痫，腰痛。

至阴

定位：在足小趾末节外侧，距趾甲角0.1寸。

主治：头痛，目痛，鼻塞，鼻衄，胎位不正，难产。

二、足少阴肾经常用穴位

涌泉

定位：在足底部，卷足时足前部凹陷处，约当第2、第3趾趾缝纹头端与足跟连线的前1/3与后2/3交点上。

主治：头顶痛，头晕，眼花，咽喉痛，舌干，失音，小便不利，大便难，小儿惊风，足心热，癫狂痫，霍乱转筋，昏厥。

太溪

定位：在足内侧，内踝后方，当内踝尖与跟腱之间的凹陷处。

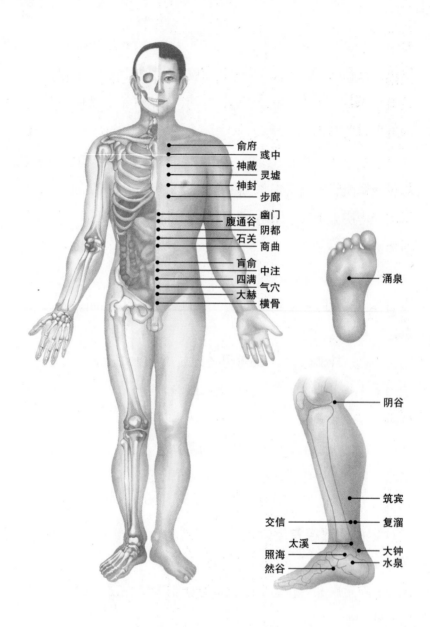

俞府　彧中
神藏　灵墟
神封　步廊
　　　幽门
腹通谷　阴都
石关　商曲
肓俞　中注
四满　气穴
大赫　横骨

涌泉

阴谷

筑宾
交信　复溜
太溪　大钟
照海　水泉
然谷

主治：头痛目眩，咽喉肿痛，齿痛，耳聋，耳鸣，咳嗽，气喘，胸痛咳血，消渴，月经不调，失眠，健忘，遗精，阳痿，小便频数，腰脊痛，下肢厥冷，内踝肿痛。

照海

定位：在足内侧，内踝尖下方凹陷处。

主治：咽喉干燥，痫证，失眠，嗜卧，惊恐不宁，目赤肿痛，月经不调，痛经，赤白带下，阴挺，阴痒，疝气，小便频数，不寐，脚气。

复溜

定位：在小腿内侧，太溪直上2寸，跟腱的前方。

主治：泄泻，肠鸣，水肿，腹胀，腿肿，足痿，盗汗，脉微细且时无，身热无汗，腰脊强痛。

第五节

有气就找心包和三焦

手厥阴心包经循行时间：19:00—21:00

手少阳三焦经循行时间：21:00—23:00

心包经与三焦经是心经与肝经的缓冲地带，堪称"垃圾桶"，辅佐之宰相。它们是决定全身五行气血运行等级高低的一把钥匙，通过它们的状态变化，可以启动身体提升或下降的运作状态趋势，是扭转乾坤之关键。

中医所说的心包就是心外面的一层薄膜，能够代心受过，替心受邪，即外邪侵犯人体时它要代替心去承受侵袭。因为"心为五脏之大主"，心就相当于身体之国的君主，所以有什么危难的当然要由"臣子"先替"君主"承受了。古人视心脏为人体重要的器官，故认为心脏外有一层膜保护心脏，而此膜即称为心包。因此，心包有保护心脏、使心脏机能正常运转的功能。

三焦经，全称为手少阳三焦经，十二经脉之一，主管三焦。三焦主一身之气，即元气、中气、宗气三者的结合体，是统管人体消化、吸收、排泄等功能的总和。百病从气生，所以三焦对于人体尤为重要。

《灵枢·经脉》称其为"三焦手少阳之脉"。通过调理三焦经，对于侧头、耳、目、胸胁、咽喉病，热病及经脉循行部位的其他病症，如腹胀、水肿、遗尿、小便不利、耳鸣、耳聋、咽喉肿痛、目赤肿痛、颊肿、耳后和肩臂肘部外侧疼痛等症，具有良好的疗效。

三焦经统领三焦，所以最适合上下焦不通的人士了，最主要的是三焦经在上肢，自我调理很方便，在没有别人帮助的情况下，也可以进行自我保健。

有一位女患者，2年多以前自觉冬天怕冷，手脚冰凉，穿多少都冷，可是脸却很烫，后来是经常上火，嗓子痛，并不影响生活质量。但是1年多以前月经开始不正常，就是闭经，当时没在意，因为那时候忙于毕业论文，又要找工作，觉得是太忙碌导致了月经不调，几个月后开始就医，月经就正常了，可是好景不长，旧病复发，总是喝一段时间汤药就好俩月，就又得开始喝，这期间感冒发烧、扁桃体发炎是家常便饭。中医诊断是上焦火，下焦寒，是阴虚火旺引起的。这样的病症一般是应该疏肝解郁，健脾养血安神。只要睡眠好了，饮食正常，忌生冷辛辣的食物，少生气多运动，保持良好的心态就会慢慢改善的。通过对三焦经和心包经的疏通，情绪得到很好的改善，体内的浊水浊气得到很好的宣泄，身体怕冷的症状慢慢地就好转了。

下面介绍一些心包经及三焦经适合艾灸的常用穴位。

一、手厥阴心包经常用穴位

内关

定位：坐位。伸臂仰掌，微屈腕握拳，从腕横纹向上3横指，在掌长肌腱与桡侧腕屈肌腱（手臂内侧可触摸到2条索状筋，握拳用力屈腕时明显可见）之间的凹陷中，按压有酸胀感处即为此穴。

主治：心痛、心悸、胸闷、胸痛等心胸病症；胃痛、呕吐、呃逆等胃部疾病；失眠、癫痫等神志病症；上肢痹痛、偏瘫、手指麻木等局部病症。

曲泽

定位：位于肘横纹中，当肱二头肌腱的尺侧缘。

主治：中暑、胃痛、呕吐、心悸、心痛、心病、烦躁、臂痛等。

劳宫

定位：在手掌心，当第2、第3掌骨之间偏于第3掌骨，握拳屈指时中指尖处。

主治：心痛、心悸、癫痫、口疮、口臭。

大陵

定位：坐位。伸肘仰掌，微屈腕握拳，在掌后第1横纹上，可触及两筋（手臂内侧可触摸到2条索状筋，握拳用力屈腕时明显可见），在两筋之间底凹陷中（相当于腕掌横纹的中点处），按压有酸胀感处即为此穴。

主治：调理口有异味；心痛、心悸；胃痛、呕吐；惊悸；腕关节疼痛。

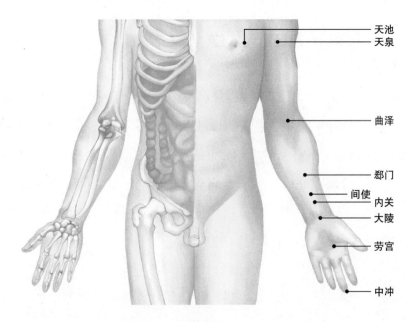

天池
天泉
曲泽
郄门
间使
内关
大陵
劳宫
中冲

二、手少阳三焦经常用穴位

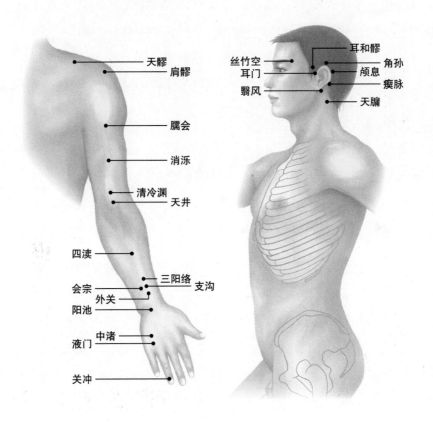

阳池

定位：位于腕背横纹中，当指总伸肌腱的尺侧缘凹陷处。

主治：头痛、目赤肿痛、耳聋、喉痹等头面五官疾病；腕痛；消渴。

支沟

定位：在前臂背侧，当阳池穴与肘尖的连线上，腕背横纹上3寸；伸臂俯掌，尺骨与桡骨之间，与间使穴相对处取穴。

主治：便秘、胁肋痛、耳鸣、耳聋、肘臂痛等。

关冲

定位：坐位。仰掌虚握拳，沿手环指指甲底部与环指小指（尺）侧缘引线（即掌背交界线或赤白肉际处）的交点处即为此穴。

主治：常用于咽喉肿痛、头痛、热病及其昏厥的治疗；调理小儿腹泻等。

中渚

定位：坐位。抬臂俯掌，在手指背部第4、第5指指缝间掌指关节后可触及一凹陷，用力按压有酸胀感处即为此穴。

主治：头痛、目赤、耳鸣、耳聋、喉痹等头面五官疾病；肩、背、肘、臂疼痛麻木，手指不能屈伸。

外关

定位：坐位。抬臂俯掌，从掌腕背横纹中点直上3横指，在前臂两骨头之间的凹陷处，按压有酸胀感，即为此穴。

主治：头痛、偏头痛、颊痛、目赤肿痛、耳鸣、耳聋等头面部五官疾病；热病、胁肋痛、上肢痹痛、肘部酸痛、手臂疼痛、肋间神经痛。

第六节

难兄难弟是肝胆

足少阳胆经循行时间：23:00—1:00

足厥阴肝经循行时间：1:00—3:00

"肝胆相照"，我们经常用这个成语来形容荣辱与共的关系，其实这个成语背后蕴含了深刻的医学意义。下面我们通过一则小故事来阐述二者之间的关系。

肝与胆的关系，在中医里讲是互相属络的"脏和腑"关系。胆附在肝上，从解剖结构上就可以看出二者是紧密联系在一起的。除此之外，它们在生理功能上也有很大的关系。肝与胆之间有经脉联络，形成表里关系，二者的相互关系主要表现在消化和情志方面。

肝和胆在消化方面的联系密切，胆汁是由肝脏分泌后储存在胆中的，通过胆管注入到肠道中帮助脂肪的消化。中医认为，胆汁的形成是"借肝之余气，溢入于胆，积聚而成"。如果把胆汁看成一种产品，那么肝负责生产加工，胆负责储藏和销售。另外，肝和胆都属木，有疏泄功能，能够促进脾胃升降和运化功能。若肝的疏泄功能异常，就会影响到胆汁的形成、排泄并引起消化功能异常。若胆汁排泄障碍，也会引起肝的疏泄功能异常，我们就会感觉到口苦、腹胀、胁肋胀痛，甚至出现黄疸。

肝和胆在情志方面的关系也是非常密切的。中医讲，肝为将军之官，主谋虑；胆为中正之官，主决断。"胆附于肝，相为表里，肝气虽强，非胆不断，肝胆相济，勇敢乃成"，这是《类经》对于肝胆关系的描述。这句话的意思是说，我们的谋虑和决断能力取决于肝胆的功能协调。肝胆调和，配合默契，我们的胆色才会壮，否则就会引起精神、情志异常，如多疑善虑、胆小易惊。在日常生活中，我们总是有很多需要"谋虑"的地方，为工作，为前途，为人际关系，为孩子，为健康，为情感，如果我们能够适度地"谋虑"，适时做出"决断"，那就在一定程度上说明你气血通畅，肝胆调达。

正是因为肝和胆之间这种密切的关系，在正常的情况下，二者相互依赖，相互补充，而在身体出现异常，也就是在病理状态下，就会出现"一损俱损"的情况了，正所谓"一荣俱荣，一损俱损"。例如，胆火旺盛的人，多有肝阳偏亢的现象，常常易躁易怒；胆气不足的人，多有肝气偏衰的情况，常常是惊怯懒言。

下面具体介绍肝经和胆经的走向及常用穴位。

肝经，起于足大趾上毫毛部（大敦穴），经内踝前向上至内踝上8寸外处交出于足太阴经之后，上行沿股内侧，进入阴毛中，绕阴器，上达小腹，挟胃旁，属肝络胆，过膈，分布于胁肋，沿喉咙后面，向上入鼻咽部，连接于"目系"（眼球与脑相连的部位），上出于前额，与督脉会合于巅顶。"目系"支脉：下行颊里、环绕唇内；肝部支脉：从肝分出，过膈，向上流注于肺，与手太阴肺经相接。

胆经，由头走脚，起始于眼角外的瞳子髎穴，结束于足窍阴穴，从眼角外的瞳子髎穴循头转一圈，转到脖子的风池穴，然后到肩膀上，从肩膀顺着腋下下来，从肋骨走下来，然后顺着大腿根部跑到臀部后边去，顺着大腿的外侧直到脚的外侧，在脚第4趾和小趾之间的缝隙，结束于足窍阴穴，这是一条整个的胆经。胆经一共有44个穴位，是一个穴位众多的经络，而且它的作用和它的穴位一样，管的身体的部位非常众多。

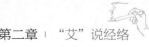

一、足厥阴肝经常用穴位

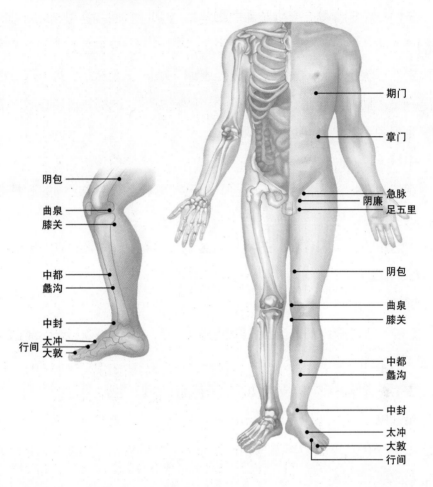

行间

定位：在足背侧，当第1、第2趾间，趾蹼缘的后方赤白肉际处。

主治：月经过多、闭经、痛经、白带、阴中痛、遗尿、淋病、疝气、胸胁满痛、呃逆、咳嗽、腹泻、头痛、眩晕、目赤痛、青盲、卒中、癫痫、瘛疭、失眠、口歪、膝肿、下肢内侧痛、足跗肿痛。

太冲

定位：在足背侧，大脚趾和二脚趾指缝之间上面1寸，当第1跖骨间隙的后方凹陷处。

主治：头痛、眩晕、疝气、月经不调、癃闭、遗尿、小儿惊风、癫狂、痫证、胁痛、腹胀、黄疸、呕逆、咽痛嗌干、目赤肿痛、膝股内侧痛、足跗肿、下肢痿痹。

中封

定位：在足背侧，当足内踝前，商丘穴与解溪穴连线之间，胫骨前肌腱的内侧凹陷处。

主治：疝气、阴茎痛、遗精、小便不利、黄疸、胸腹胀满、腰痛、足冷、内踝肿痛。

膝关

定位：在小腿内侧，当胫骨内髁的后下方，阴陵泉穴后1寸，腓肠肌内侧头的上部。

主治：膝膑肿痛、寒湿走注、历节风痛、下肢痿痹。

足五里

定位：在大腿内侧，当气冲穴直下3寸，大腿根部，耻骨结节的下方，长收肌的外缘。

主治：少腹胀痛、小便不通、阴挺、睾丸肿痛、嗜卧、四肢倦怠、颈疬。

章门

定位：在侧腹部，当第11肋游离端的下方。

主治：腹痛、腹胀、肠鸣、泄泻、呕吐、神疲肢倦、胸胁痛、黄疸、痞块、小儿疳积、腰脊痛。

期门

定位：在胸部，当乳头直下，第6肋间隙，前正中线旁开4寸。

主治：胸胁胀满疼痛、呕吐、呃逆、吞酸、腹胀、泄泻、饥不欲食、胸中热、咳喘、疟疾、伤寒热入血室。

二、足少阳胆经常用穴位

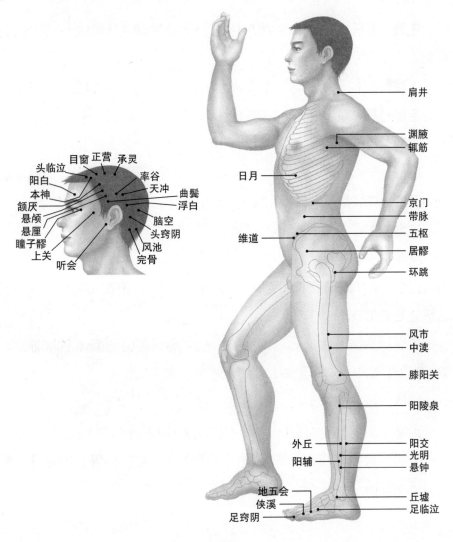

瞳子髎

定位：在面部，目外眦旁，当眶外侧缘处。

主治：头痛、目赤、目痛、怕光羞明、迎风流泪、远视不明、白内障、目翳。

听会

定位：在面部，当耳屏间切迹的前方，下颌骨髁突的后缘，张口有凹陷处。

主治：耳鸣、耳聋、流脓、齿痛、下颌脱臼、口眼歪斜、面痛、头痛。

天冲

定位：在头部，当耳根后缘直上入发际2寸，率谷穴后0.5寸处。

主治：头痛、齿龈肿痛、癫痫、惊恐、瘿气。

阳白

定位：在前额部，当瞳孔直上，眉上1寸。

主治：头痛、目眩、目痛、外眦疼痛、雀目。

风池

定位：在项部，当枕骨之下，与风府穴相平，胸锁乳突肌与斜方肌上端之间的凹陷处。

主治：头痛、眩晕、颈项强痛、目赤痛、泪出、鼻渊、鼻衄、耳聋、气闭、卒中、口眼歪斜、疟疾、热病、感冒、瘿气。

肩井

定位：在肩上，前直乳中，当大椎穴与肩峰端连线的中点上。

主治：肩背痹痛、手臂不举、颈项强痛、乳痈、卒中、瘰疬、难产、诸虚百损。

日月

定位：在上腹部，当乳头直下，第7肋间隙，前正中线旁开4寸。

主治：胁肋疼痛、胀满、呕吐、吞酸、呃逆、黄疸。

京门

定位：在侧腰部，章门穴后1.8寸，当第12肋骨游离端的下方，是肾经的发源地。刺激京门穴起到调节肾气的功效，对肾虚、腰痛有缓解作用。

主治：肠鸣、泄泻、腹胀、腰胁痛。

阳陵泉

定位：在小腿外侧，当腓骨小头前下方凹陷处。

主治：对卒中、脑血管后遗症等有治疗作用；能预防强直性脊柱炎、腰椎间盘突出、小儿多动症、半身不遂、下肢痿痹及麻木、膝肿痛、脚气、胁肋痛、口苦、呕吐、黄疸、小儿惊风、破伤风。

第七节

任督二脉是"夫妻"

俗话说"男女搭配，干活不累"。因为不同个体互相调节，各取所长，能够提高效率。我们人体的经络亦是如此，任督二脉属于脉络中的奇经。任脉主血，能总任一身之阴经，故又称之为"阴脉之海"；督脉主气，能总督一身之阳经，故又称之为"阳脉之海"。所以想要身体气血充足，促进循环，那么我们就要调理好任督二脉。下面我们就来说说任督二脉是如何的一对"夫妻"。

曾有患者说："总感觉手脚冰凉，背部畏寒，小腹有点坠胀冷痛，不想起床，平日里也会月经不调，经期不适，结婚1年多也还没有怀孕"。医生便问她："平时喜不喜欢运动？"她说："平日里不喜欢户外活动，经常待在家里，喜欢冷饮。"了解她的情况之后便知道问题所在：任脉阴气盛行，阴经气血失调，则月经不调，痛经不孕；督脉阳气虚衰，使得温煦固摄作用减弱，则背部畏寒，小腹坠胀冷痛，宫寒不孕。可以通过针灸、艾灸等中医疗法来治疗和调理经络，从而改善这些症状。于是帮她做了艾灸，选了大椎、命门、气海、关元4个穴位，艾灸完之后她说了一句："好神奇，整个人都感觉暖暖的了，为什么会这样？"下面先带大家认识一下什么是任脉与督脉。

任脉，循行于腹部正中，腹为阴，故能总任一身之阴经，为"阴脉之海"。任脉起于胞中，下出会阴，经阴部，沿腹部正中线上行，通过胸部、颈部，到达下唇内，环绕口唇，上至龈交，分行至两目下，具有调节月经、促进女子生殖功能的作用，故有"任主胞胎"之说。所以说如果任脉不通，气血失养，就会表现为闭经不孕、带下色白、小腹集块、胀满疼痛等不适。

督脉，循行于背部正中，背为阳，故能总督一身之阳经，为"阳脉之海"。督脉起于胞中，下出会阴，后行于腰背正中至骶尾长强穴，沿脊柱上行，经项部，进入脑内，并由项沿头部正中线，经头项、额部、鼻部、上唇到上唇系带处，能调节阳经气血，主导一身阳气功能活动。督脉络肾，与肾气相同，肾主生殖，故有"督脉主司生殖"之说，特别是男性生殖机能。如果说督脉不通，体内阳气便不足，就会表现为肢体怕冷、阳事不举、精冷薄清、宫寒不孕、虚寒怕冷、脊柱强直、腰背疼痛等不适。

那么说到这里，相信大家对任督二脉已经有所了解，知道任督二脉为人体经络主脉，在中医里有句话叫"任督通则百脉通"，进而能改善体质，强筋健骨，促进循环，对人体有着重大作用，特别是与夫妻之间繁衍后代有着密切相关。在中医的阴阳五行学说里，描述了万物均具有阴阳性，如女为阴，男为阳；腹为阴，背为阳；血为阴，气为阳。而任脉为"阴脉之海"，督脉为"阳脉之海"，所以说任督二脉是"夫妻"。

下面介绍一下任脉与督脉常用的艾灸穴位。

一、任脉常用穴位

中极

定位：在下腹部，前正中线上，当脐中下4寸。

主治：小便不利、阳痿、早泄、遗精、月经不调、崩漏、带下、不孕、阴痒、水肿等。

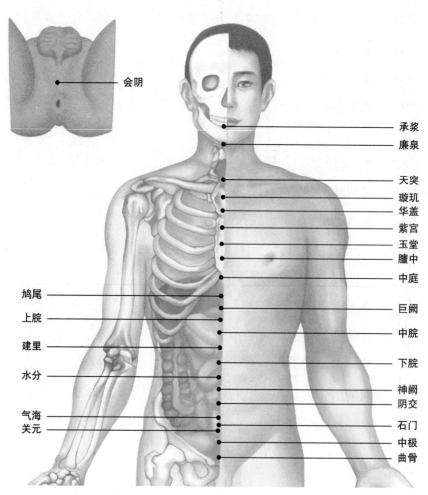

会阴

承浆
廉泉
天突
璇玑
华盖
紫宫
玉堂
膻中
中庭
巨阙
中脘
下脘
神阙
阴交
石门
中极
曲骨

鸠尾
上脘
建里
水分
气海
关元

关元

定位：在下腹部，前正中线上，当脐下3寸。

主治：遗尿、尿频、尿闭、泄泻、少腹疼痛、白浊、早泄、阳痿、月经不调、经痛、恶露不止、阴挺等。

气海

定位：在下腹部，前正中线上，当脐下1.5寸。

主治：脘腹胀满、绕脐腹痛、大便不通、遗尿、遗精、阳痿、月经不调、痛经、恶露不止、阴挺、四肢乏力等。

神阙

定位：在腹部中部，脐中央。

主治：腹痛、泄泻、脱肛、水肿、卒中虚脱、便秘、小便不禁、四肢厥冷、形惫体乏、妇女不孕等。

中脘

定位：在上腹部，前正中线上，当脐中上4寸。

主治：胃脘痛、腹胀、呕吐、食不化、便血、大便不通、头痛、失眠、癫狂、惊风、产后血晕等。

天突

定位：在颈部，当前正中线上胸骨上窝中央。

主治：咳嗽、哮喘、胸中气逆、咽喉肿痛、咯唾脓血、舌下急、暴暗、噎嗝、梅核气等。

二、督脉常用穴位

命门

定位：在腰部，当后正中线上，第2腰椎棘突下的凹陷中。

主治：虚损腰痛、脊强反折、遗尿、尿频、泄泻、阳痿、遗精、早泄、头晕耳鸣、手脚逆冷等。

大椎

定位：当后正中线上，第7颈椎棘突下的凹陷中。

主治：热病、咳嗽、喘逆、项强、肩背痛、腰脊强、角弓反张、小儿惊风、癫狂、中暑、霍乱、呕吐、黄疸、风疹等。

风府

定位：在项部，当后发际正中直上1寸，枕外隆突直下，两侧斜方肌之间的凹陷处。

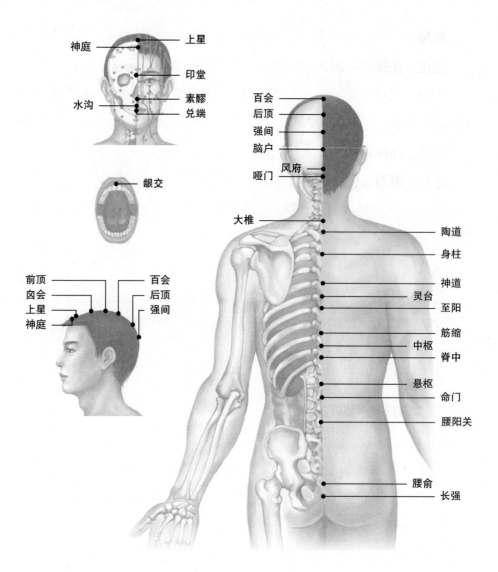

主治：癫狂、癔症、卒中不语、悲恐惊悸、半身不遂、眩晕、颈项强痛、咽喉肿痛、目痛等。

百会

定位：在头部，当前发际正中直上5寸，或两耳尖两线中点处。

主治：头痛、眩晕、惊悸、健忘、卒中不语、癫狂、癔症、耳鸣、鼻塞、脱肛、痔疾、阴挺、泄泻等。

腰阳关

定位：在腰部，当后正中线上，第4腰椎棘突下的凹陷中。

主治：月经不调、遗精、阳痿、腰骶痛、下肢痿痹等。

长强

定位：在尾骨端下0.5寸，当尾骨端与肛门连线的中点处。

主治：泄泻、便血、便秘、痔疮、脱肛等。

第三章

常见病自助调理

中府

第一节

艾灸和刮痧，辅助改善血糖高

糖尿病又称"富贵病"。以前农村医疗条件跟不上，人们的保健意识也缺乏，有位好友的父亲平时饭量很大，人却很瘦，家里没人懂医，以为这是正常的，不过是多吃一点而已。到后来，他晚上开始尿床，这时候他家人才开始觉得不对劲，其实老人家已经病了很久，很多问题也随之而来。实际上这些就是糖尿病的典型症状，即我们经常听到的"三多一少"，三多就是排尿多、喝水多、吃得多，一少是体重下降。

虽然糖尿病是一种终生疾病，但它也是一种可防、可控制的疾病。只要积极改变生活方式，减少诱发病因，严格控制饮食，控制血糖水平，就可以减轻糖尿病带来的痛苦，提高生活质量。

中医认为，糖尿病是因身体长期处于亏损混乱的状态，缺乏及时的关照清理，五脏系统都受到损伤，再加上饮食不节制等多种因素，使体内环境改变，导致脏腑失去应有的功能。

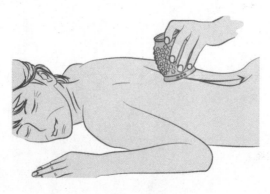

实际上糖尿病可以通过家庭互助的方式来调养，糖尿病患者可以利用艾灸和刮痧相结合的自然疗法，让体内的环境慢慢得到改善，脏腑功能得到修复。当身体的自愈能力提高后，血糖自然就得到控制了。

一、具体操作方法

（1）督脉以及两侧的膀胱经是重点刮痧的位置，从上至下刮拭督脉、双侧膀胱经及两侧背部，胰俞穴至肾俞穴范围及有结节的地方更是重中之重。

（2）用艾灸杯由内向外刮拭肋部胰腺对应区及左背部胰腺对应区，肋骨处的刮痧走向以肋骨生长的走向为准。（注意：刮痧从上往下刮，要保持一定的按压力，杯沿尽量不要离开皮肤，不要像挖地一样。）

（3）用艾灸杯身按摩珠部分给背部刮痧部位做舒缓热疗。刮完痧后毛孔打开，这时候通过快速滚动可以闭合毛孔，起到封穴的作用，同时用艾灸杯的余热刺激皮肤等于是在刮痧的过程中做了一个热疗。

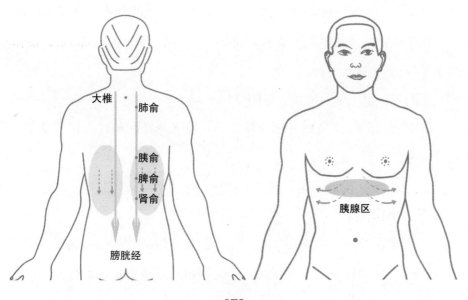

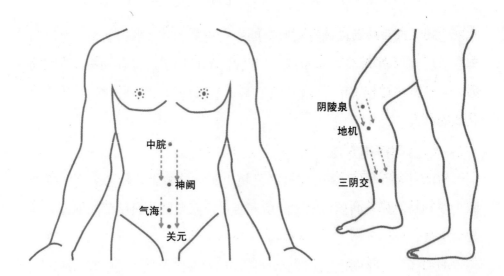

（4）腹部从中脘穴至气海穴进行由上至下分段刮拭，以神阙穴（肚脐）为界。

（5）刮拭小腿内侧的阴陵泉穴至三阴交穴，重点用杯沿按压地机穴和三阴交穴。

二、分组艾灸及其穴位

第一组：大椎、肺俞

第二组：胰俞（胃脘下俞）、脾俞

第三组：中脘、神阙、关元

第四组：足三里、地机、三阴交

以上每组穴位艾灸15～25分钟。建议每天选择两组穴位进行艾灸，每个星期可以间隔1天。

三、小窍门

（1）胰俞为糖尿病奇穴，要重点艾灸，取穴位置为第8胸椎棘突下旁开1.5寸。调节糖尿病的穴位比较多，所以可以按照位置进行分组，用大面积的艾灸器具进行温和悬灸。

（2）此方案推荐的艾灸疗法采用的是温和灸，适合糖尿病患者的体质，但在艾灸过程中依然要注意控制温度，当觉得烫的时候要及时调整艾灸的距离。

（3）若患者有糖尿病神经方面的病变则可在下肢距离皮肤3厘米左右的位置沿经络循行往返匀速移动施灸，以患者感觉施灸路线温热为度。循经往返施灸有利于疏导经络，激发经气，改善患者肢体麻木、冰冷、疼痛等症状。对于感觉退变的糖尿病患者应适时观察艾灸部位皮肤颜色的变化，一般每5～7分钟观察1次，灸至皮肤红晕为度。

第二节

痛风关节炎，艾灸刮痧可缓解

经常听人说关节痛，关节莫名其妙地变大了，刮风下雨时疼得厉害，如果这些朋友平时喜欢胡吃海喝，建议及时去医院检查，因为痛风可能找上你了。

痛风是怎么来的呢？食物里含有一种叫嘌呤的成分，它经过人体代谢之后会成为尿酸。如果尿酸生成过多或者未能及时排出，它就会在体内积淀，逐渐形成一种结晶盐，而关节处是结晶盐最容易沉积的地方，尿酸在关节处过度沉积就会引起痛风，最常见的表现是关节不适、红肿热痛，好发于喜欢吃海鲜、老火汤、肉类、动物内脏的人群。

患有痛风的朋友平时要管住"入口"，少吃海鲜、动物内脏、啤酒等含有高嘌呤成分的食物。在管好"入口"的同时，更重要的是疏通"出口"，帮助体内过多的尿酸找到出路，只有找到出路，才能彻底地解决痛风。而肾脏是人体的排泄器官，是排污的"下水道"，做好肾脏保护对治疗痛风至关重要。

肾脏在人体里起到的作用就像一个过滤网，如果肾气充足，那么这个过滤网的功力就大，可以把体内多余的废物通通过滤，然后通过尿液排出去；但如果肾气弱了，"电力"不足，带不动过滤网工作，且体内废物多，那么这些废物就开始在体内沉积并危害人体。

在日常生活中，除了把控好人体的"入口"和"出口"外，还可以运用一些自然疗法，给肾脏补充能量，增加"肾气"，加强人体的代谢能力。

温通疗法——艾灸和刮痧，不失为一种很好的家庭自我调理方式。艾灸可以刺激脏腑，加强肾的排泄功能，促进排毒；艾灸患处，可以促进气血循环，活血化瘀，促进尿酸结晶的化解、排出；艾灸过程中多数人会出汗，可加速尿酸排出。

刮痧是净化血液最好的方法，在刮痧的过程中，会因为不同的体质出现不同颜色的痧斑，这些痧斑就是含有病理产物的血液，出痧、退痧的过程就是血液的净化过程。皮肤是人体重要的呼吸通道，在刮痧的过程中，毛孔会不同程度地打开，毛孔的开泄有助于体内毒素的排出，达到清洁体内环境的作用。

一、具体操作方法

（一）温通刮痧

（1）主要部位依然是背部的膀胱经，重点在肝俞、脾俞、三焦俞、肾俞之间的位置。

（2）下肢的膝关节、踝关节，包括脚背以及脚趾头都是刮痧要顾及的区域，可用艾灸杯内置艾条点燃进行刮拭。

（二）艾灸

艾灸穴位：痛点和肿胀的部位是施灸的重点，同时加上中脘、神阙、关元、足三里、肾俞、阳陵泉、太溪穴。

艾灸方法：垂直对准穴位，约距皮肤2~3厘米进行灸疗，患者局部有温热而无灼痛为宜。一般每穴灸10~15分钟，至皮肤红晕潮湿为度。（温馨提示：痛风急性期不建议艾灸。）

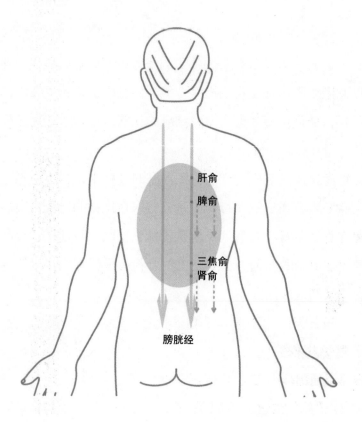

二、小贴士

痛风急性期主要表现为关节突然剧烈疼痛，一般发生在夜间，常出现于下肢关节。可见局部红肿灼热、肤色暗红或粉红、压痛明显、关节活动受限，有的还表现为不能站立或行走。

三、小窍门

经常用艾灸杯内置艾条做揉腹部的动作。任何疾病都是因为体内脏腑的生存环境发生了变异，通过用艾灸杯揉腹，可以通畅体内的气机循环，改变身体的内部环境。揉腹可以先从上脘穴开始，从上至下，然后再以顺时针画圈的方式揉腹。

第三节

胃痛难调养，艾灸温养效果佳

随着生活水平的逐步提升，现代人不缺吃、不缺穿，生活多姿多彩，物质生活得到很大改善，但同时也带来一些负面的影响，如经常熬夜，无规律节制的饮食。虽然生活改善了，可是身体却没从前的好，胃部出现问题的人反而多了起来。胃疼起来真的是各种体会都有：有的说像撒了一些石灰在里面烧，有的又说感觉有一只手把你的胃狠狠地揪在一起，还有的说感觉胃里面有一大坛"老酸菜"在发酵……总之，胃痛百般滋味，痛起来不想吃、不想喝，整个人无精打采。

胃在脏腑的功能主要是"受纳"，我们吃下去的东西都先装到"胃口袋"里，然后再进行一次加工，但是我们这一代人从小就是吃着精细食物长大的，所以胃的碾磨再加工的功能已经慢慢退化了，如果再不管住嘴，见到好吃的就胡吃海塞，长此以往，胃肯定会"抗议"了，实际上胃痛就是在提醒我们：胃已经很受伤了！

胃痛怎么办呢？中医提倡"三分治疗七分养"，对于胃痛，我们不妨尝试一下老祖宗留下的一些传统方法，毕竟吃药对胃也是一种负担，长期吃药对胃的不良刺激可能会超过对胃的治疗作用。对于胃痛的朋友，我们在这里提倡艾灸结合刮痧的自然疗法。

一、操作方法

（一）刮痧

按压刮痧刺激经脉穴位可以疏通造成障碍的瘀堵，通过推动经脉气血的运行，可以化瘀通络。

刮痧的重点部位在背部的中间段及上腹部的胃部对应区域，用艾灸杯由上向下刮拭。

相对于背部，腹部的力度要更轻柔，在刮拭腹部的同时可以配合回旋式手法，即一边刮一边揉。这个揉腹的动作可以帮助肠道蠕动，清理肠道垃圾，调理便秘，给孩子揉腹还可以预防积食和消化不良。

（二）艾灸

艾灸的温热可以化解我们体内的寒邪，通过皮肤经脉穴位的一层层导入，可以同时起到调整气血、激发经气的作用。艾灸穴位有胃俞、脾俞、上脘、中脘、下脘、神阙、足三里。在这一步我们可以配合多种手法进行艾灸。

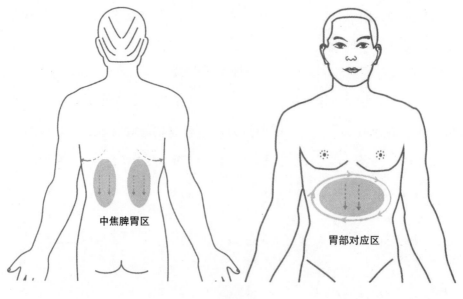

中焦脾胃区

胃部对应区

胃俞、脾俞穴可先点燃艾条的一端并悬于穴位上方约2厘米处反复旋转移动，进行3～5分钟的灸治，再用温和灸；灸足三里穴可沿胃经往返移动回旋灸3～5分钟，再行温和灸；中脘、神阙穴可先用雀啄灸即是像鸟雀啄食一样，一上一下地移动施灸，由上而下速度较慢地移动，在接近皮肤的适当距离短暂停留，在患者感觉灼痛之前迅速提起，如此反复操作3～5分钟，再行温和灸。

每穴大概灸15～20分钟，灸至局部皮肤起红晕为止，感觉腹腔内暖暖的为最好。

二、小窍门

中医常说"胃气"，胃之所以不舒服，就是因为这团气要么不通，要么浑浊，所以保持胃气顺畅，"气候适宜"是关键。经常用艾灸杯内置点燃的艾条边灸边对腹部进行回旋按揉，是保持腹腔气机通畅的好方法。

第四节

耳鸣心烦乱，通通三焦耳清静

　　相信有耳鸣经历的朋友都有体会，持续的耳鸣让人心烦意乱，同时也会影响人们正常的交流聆听和工作学习，给人们造成不少困扰。当出现耳鸣的时候很可能是身体出现了问题，我们应及早地调整身体状态，避免耳鸣加重。采用中医调养不失为一个好方法。

　　传统中医认为"经脉所过，主治所及"也就是说经脉经过那里，它就能管到那里，哪条经脉不通了，所管的地方就会出乱子。

　　耳部所过经络有两条"一条胆经，一条三焦经"，三焦经最贴近耳朵。关于三焦经的循行路线《灵枢·经脉》里有一段这样的描述："……其支者，从耳后入耳中，出走耳前，过客主人前……"，也就是说三焦经有分支从耳朵后面分出来，进入耳朵里面，再从耳朵里面出来，走到耳朵前面，然后才来到面颊部位。

　　在脏腑功能里，三焦主通调水道，调节水液代谢。耳鸣好比是机器运转的零件缺乏津液润滑发出的声音，那么耳鸣的出现可能是因为三焦经的水液不够了，所以耳朵里的零件就发生了摩擦，很自然就有了耳鸣。

　　其实自己动手调理耳鸣并不是一件很难的事。我们先从最贴近耳朵的三焦经开始说起。当然，并不是说三焦经是导致耳鸣唯一的问题所在，因为三焦经最贴近耳朵这个病灶区，并且三焦经很短，所以首先找三焦经的问题是最直接的。可以用排除法，先做三焦经的排查，排除三焦经的问题之后，接着找胆经、肾经，看问题出现在哪。

一、操作方法

（1）从头部开始刮痧三焦经，做这整条经络疏通。慢慢地刮拭头部、耳朵及周边，用杯沿探寻阳性反应点，也就是结节，感受到结节后要针对结节重点灸揉，如前面所说，这些结节有可能就是引起问题的"障碍"。

（2）经络都有一些容易瘀堵的地方，刮拭三焦经容易瘀堵的区域，感受一下有没有酸麻胀痛的感觉。

（3）整条经络刮痧完后做患侧耳朵耳周穴位的熏灸。其他需要艾灸的穴位：外关、支沟、中渚、三阴交、肾俞。

（4）泡脚：这个也很重要，脚上有很多重要的穴位，脚底更对应着身体的所有脏腑器官，而艾灸后泡脚可以引火下行，达到阴阳平衡的效果。

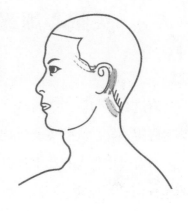

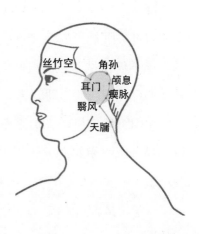

二、小窍门

灸器刚点燃的时候温度比较低，刮拭的角度宜大，速度宜慢。一方面可以使艾条燃得快些，另一方面使患者逐渐适应。随着灸器温度升高，可以慢慢缩小刮拭的角度，增加速度，这样可以避免烫伤，同时也能提高效果。

第五节

失眠心烦躁，艾灸助你好休息

有这么一句话：幸福很简单，就是吃得香、睡得好。可是很多人却因为睡得不好，从而缺少幸福感。

曾有一位患者有严重失眠，每天晚上睡不着觉，尝试过多种方法都无效。由于长期缺乏睡眠，她白天没精打采，脾气暴躁，生活质量也随之下降。

有过失眠经历的朋友都能体会这种感受。"晚上睡不好"带来的问题，绝不仅仅是"白天很疲倦"，而且还可能会导致智力低下、生理疾病、心理障碍、性格缺陷等。

在中医的病机中，失眠多数是由脏腑功能失调、气血亏虚、阴阳失调、精神紧张引起的，轻则入睡困难或睡不实、易惊醒和早醒，重则彻夜不眠。

这里，推荐给大家一种艾灸和刮痧相结合的温通疗法。

一、温通疗法对于促进睡眠有三种重要的效应

（1）温热效应：艾灸温和的热量有循经传导的作用，与火烤电炽不同，不管是三伏热天还是三九寒冬，艾灸给人的感觉都是小时候妈妈怀抱的爱的感觉，不会觉得燥热难耐。很安全，能迅速地让人放松，进入睡眠状态。

（2）香熏效应：艾叶是植物精华素含量最多、香薰作用最强的植物

之一，艾灸时产生的艾烟，有一种芳香的味道，能够让人镇静、安定，有帮助入睡的作用。

（3）强通效应：刮痧对于脏腑的经络瘀堵、气机不畅有很好的速通作用，刮痧通过打开毛孔、出痧，能迅速地把身体的负担减轻，让人放下包袱，在放松的状态下入睡自然就容易了。

温通疗法推荐每天上午艾灸和刮痧头颈部，上午为一天中属阳的时间，阴中之阳可以很好地畅达全身的阳气，激发神经的兴奋性。晚上温刮下肢和足部，有利于脑神经迅速转换为抑制状态，从而促进睡眠。

二、操作方法

（1）整个头颈部刮痧。头颈部的刮痧可以每天坚持，每天做的话时间相对缩短，最好在中午之前做。

（2）从上至下刮拭背部双侧心俞穴和胆俞穴中间段，可大面积刮拭，每周1次。

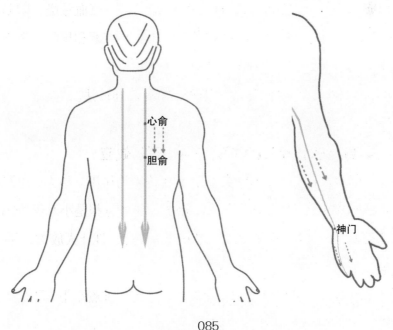

（3）从双手臂肘窝处向指尖方向刮拭心经，重点用杯沿点按神门穴，神门穴可以每天点按刺激。

（4）艾灸穴位：百会、四神聪、安眠、风池、涌泉（此穴晚上睡前艾灸）。

（5）艾灸杯放在头顶，杯口对住百会穴，可同时艾灸百会穴和四神聪穴；艾灸枕艾灸颈部，可同时艾灸颈部经络和风池、安眠穴。

（6）入睡前泡脚。

三、小窍门

百会穴是调理睡眠的一个重要穴位，因有头发使百会穴不容易被艾灸，可以先将覆盖百会穴的头发往两边拨开，然后用一块薄薄的纱布盖在头顶，这时候再艾灸就不会烧到头发了。

第六节

外感受风寒，艾灸刮痧一身轻

感冒年年有，春冬特别多！感冒最常见的原因是感受了风寒外邪，然后出现了以鼻塞、流涕、喷嚏、咳嗽、头痛、恶寒、发热、全身不适、脉浮等为主要临床表现的一种外感病证。全年均可发病，尤以春冬两季最多见。

感冒的病位主要在肺胃，但病邪传变可以连累内在的脏腑。因此，正气是我们身体健康的保证。

感冒往往发生在人体正气不足的时候，劳累后、女性经期前后容易发生。针对外感风邪后出现的鼻塞、头痛、全身困倦及发烧，艾灸是个不错的治疗选择。

一、刮后脑勺，灸脖子——通鼻窍、治头痛

如果把大脑当成司令部的话，脖子就是第一道桥梁，它所有的信

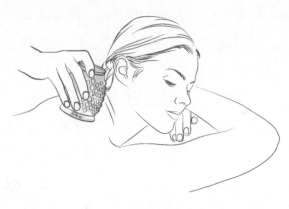

息、营养都必须经过这个桥梁才能进行输送和交换，所以凡是头痛、鼻塞以及眼部的问题，在治疗上都得先把大脑通向全身的第一道桥梁——"脖子"调通畅了。

当人感冒时，轻轻地触摸一下脖子，往往会有一侧是痛的。痛的这边，是因为肌肉处于收缩状态。痛侧收缩的时候，另一边就会超负荷，所以两边的肩膀都会感到酸困。另外，如果有鼻塞的人，在后脑勺（两条大筋）下会有肿胀感，触摸手下感觉很僵硬，患者则会感到酸酸痛痛的。

（一）操作方法

（1）用艾灸杯，点上艾条，定点在酸胀的部位后行艾灸。艾灸过程中，如果寒湿严重，这里的皮肤会一直处于潮湿状态，用手探摸一下，如果很潮湿，可以在此处多艾灸一会儿，然后再扩大面积，把整个后脑勺包括颈部全都边艾灸边用杯沿

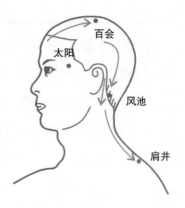

刮痧一遍。注意刮痧之前要先在皮肤上涂抹润滑类的介质油。这样治疗后，你会发现鼻子通畅了很多，头痛缓解了很多，其他一些症状也会随之减少甚至消失。

（2）肩膀上两侧有2个穴位叫作肩井穴。触摸这个部位，往往会有一个酸疼的地方，摸到这个痛点的时候，我们就用艾灸杯点上艾条左右来回刮拭按揉，肩膀两侧都需要操作。

二、刮背部，通骨缝——除酸困、可退热

中医认为背部为阳，人体背部分布的基本上都是人体的阳经，所以背部的脊柱是主一身阳气的督脉所在，《摄生消息论》说："不可令背寒，寒即伤肺，令鼻塞咳嗽。"因此，当风寒入侵人体时，背部是首先

被侵犯的，感冒往往就是背部遭受了外邪的侵犯所引起的。

（一）操作方法

（1）用艾灸杯内置艾条点燃后，先定点在大椎穴悬灸，等杯口开始发热，大椎穴也开始发烫的时候就开始从大椎穴往腰部沿着脊柱往下刮痧，因为是骨头，所以力度要轻柔。

（2）刮完督脉按照图中指示方向再刮整个背部包括肩胛骨以及肩胛骨缝，两侧进行相同的操作，刮拭的顺序建议先左边、后右边。

（3）整个背部刮完后，再给背部来一个大面积的艾灸，灸完后发现一身轻松，酸痛感全无，脑袋也清醒了。如果有发烧症状，慢慢地烧也会退下来。

其实，我们的身体就像是小孩子，是喜欢被爱护、被关怀的。平常有空的时候，可以用艾灸杯在家人或者自己身上这里揉一揉，那里艾一艾，提高身体内在的修复能力，很多病症将迎刃而解。

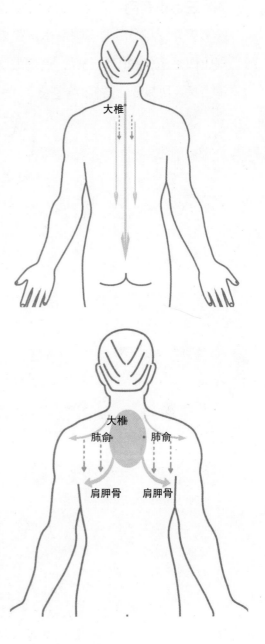

三、小窍门

艾灸、刮痧后要多喝温水。如果有感冒发烧，还可以艾灸印堂和鼻根，即是山根和印堂交界，退烧最快。发烧的时候大多数人都可以灸这里，见效快只要5分钟就能退烧。

第七节

更年卧不安，艾灸调养助好眠

　　更年期妇女（中年至老年过渡期）因女性的卵巢功能衰退直到消失，在绝经前后所出现的一系列以内分泌紊乱和自主神经功能失调为主的症候群，这症候群又称更年期综合征。日常的表现有抑郁、焦虑、敏感多疑、睡眠障碍、性功能减退、潮热、烦躁易怒等，常伴有脂肪、钙磷、糖等代谢障碍。中医认为妇女在绝经前后，肾气渐衰，冲、任二脉虚损，生殖功能逐渐减退以致丧失。有些妇女由于个体差异及生活环境等影响，不能适应这个阶段的生理过渡，因不同个体偏于肾阴虚或偏于肾阳虚，或肾阴阳两虚而出现不同的症候，并累及心、肝、脾，所以女性到了这个年龄会遭遇很多的困扰，如绝经，性功能开始减退，安全感缺失。于是，敏感多疑、焦虑、抑郁伴随而来的就是失眠、暴躁、情绪不稳、易哭易怒等。

　　其实，不妨用"艾"来关爱更年期女性，艾灸调理更年期，就是使内分泌功能恢复正常。功能正常了，体内的元气足了，该睡的时候能睡，该吃的时候有食欲，自然就心平气顺了，毛病也减少了。

　　艾灸的过程是打开经络的过程，经络通了，五脏自然而然就平衡了。无论是针灸、艾灸，还是刮痧、拔罐，目的都是打通身体的经络通道。身体通畅了，病邪无处可藏，身体内部环境清洁并且温暖如春，外在的不和谐自然就会去掉，心情也会随之变好。心情好，自然一切都好了！

一、操作方法

（1）用艾灸杯内置艾条点燃，先在大椎穴处定点悬灸2分钟。这个位置的定点悬灸有两个作用：首先大椎穴是人体几条阳经的汇集之处，所以先定点悬灸这个穴位，可以起到唤醒经络的作用；其次，这个过程也是等待艾灸杯预热的过程，2分钟之后艾灸杯口已经温热了，就可以开始刮痧了。

先刮脖子后颈处及脖子两边，注意脖子两边一定要刮，不能不刮，因为颈部两边有颈部淋巴，常常刮痧可以疏通淋巴，对于更年期女性的甲状腺结节有很好的预防调理作用。但颈部双侧有大动脉经过，所以手法一定要柔和。

刮完脖子再刮肩膀和背部，因为更年期女性实际上整个人都处于紧绷的状态，可以让整个上背部都放松舒缓一下，上背部的刮拭有助于肝气的条达，重点刮拭心肺区域和肝胆区域。

（2）艾灸后腰区以及腹部（包括下腹部）。后背部八髎区域以及腹部用多功能艾灸器是最适合的，可以大面积的将我们的消化系统以及女性的生殖区域包围起来艾灸，用一个艾灸受益者的话说，这种感觉就是

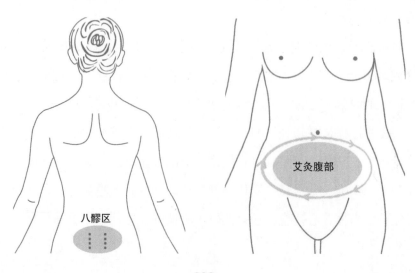

八髎区

艾灸腹部

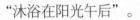

"沐浴在阳光午后"。

（3）最后，以艾灸三阴交穴和太冲穴来结束调理。

二、小窍门

因为是家庭自我调理，所以艾灸部位都已在图中注明。这样更便于家庭操作，比方说艾灸腹部，那么这个艾灸区域就包括中脘、神阙、关元、气海等穴位，可以做到一次艾灸，多穴受益。

第八节

备孕要调养，艾灸暖宫助好孕

在妇科门诊不难遇到这样的案例：结婚几年了，第1年没怀上宝宝也没怎么在意，反正小两口要过二人世界，过了1年还没有，婆婆就开始嘀咕了，自己心里也不免着急了。于是夫妻俩就去医院，两人挨个的检查都没问题，男的身体正常，女的指标也都达标，可就是怀不上。

想种出好庄稼，种子要好，土地也要肥沃，气候也要适宜，不然要么不出苗，要么出了苗也是经不住风吹雨打的弱树苗。这和女性怀孕生宝宝是一样的道理，要想有一个健康的宝宝，父精母血的基因很重要，女性孕育宝宝的这块"土地"也一样重要。这块"土地"包括了子宫和卵巢，众所皆知，卵巢在整个孕育的过程中主要负责产出和排出卵细胞，这是孕育的前提。而女性之所以可以孕育生命，还因为女性拥有子宫这个至关重要的生殖器官，所以能不能受孕，宝宝先天体质的好坏跟女性这块"土地"的土壤好不好、里面的气候好不好有着至关重要的联系。

日常生活中，有很多方式可以用来爱护女性的卵巢和子宫，例如艾灸。艾草的英文为mugwort，此语原意为"魔法的药草"，别称"motherwort"，是母亲的药草之意，即对女性的疾病是最好的药草之意。所以说，艾草，是上天给女性的馈赠。

一、艾灸备孕两大好处

（1）免去熬药、喝药的痛苦。俗话说"是药三分毒"，而艾灸不需

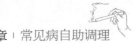

要肠胃去吸收，也不需要动用肝肾来代谢，所以对于有一些肠胃吸收功能不好、肝肾代谢也不佳的人群，艾灸更适合他们，而且也都能起到非常好的效果。

（2）艾灸温补疏通经络作用强。艾灸所产生的能量，是一种短红外波，具有超强的渗透能力，其渗透能力是一般远红外波的3～4倍。备孕的时候直接艾灸女性下腹部子宫附近的穴位时，能穿透脂肪、肌肉层而起作用，快速地温热全身，起到调整子宫内环境的作用，而艾灸远端穴位时，可强力冲开堵塞的穴位，疏通经络，调理五脏六腑功能，让人体的气血调和。

二、备孕到底应该怎么做

（1）坚持每日灸揉腹部。不管是哪种体质，都提倡先让腹腔的气机动起来，"流水不腐，户枢不蠹"说的就是这个道理。所以，坚持每天1次用艾灸杯揉腹部是必不可少的，可以以肚脐为中心，用艾灸杯绕着肚子做顺时针的画圈运动。

（2）手脚腹凉加八髎。腹部是孕育宝宝的宫殿，所以这个小环境的温度很重要，如果是长期手脚冰冷，肚皮也是凉凉的女士，就要艾灸整个腹部和后面臀部上方八髎区域。

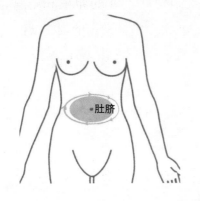

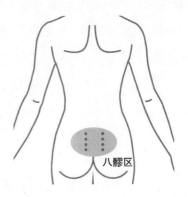

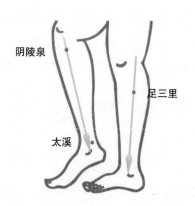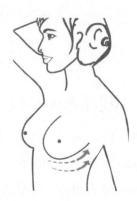

（3）痰湿体质疏通脾胃。如果体型偏胖，舌头边缘的齿痕明显，脸上总有油光就要考虑是痰湿体质。艾灸除了上面的操作外，还要加上腿部脾经、胃经的疏通，此外也要常做足三里、阴陵泉、太溪穴的艾灸。

（4）肝气不畅调理肝肾。有一些女性朋友平日情绪波动比较大，经期前会有乳房的胀痛，建议经常在两边乳房下方、两侧及后背膀胱经上肝俞到肾俞之间做刮痧；同时坚持上面提及揉腹的动作，下肢的血海、三阴交、太溪、太冲穴要经常艾灸，每天1次，每周6次为佳。

三、小窍门

泡脚按摩，也能助孕。足部有2个重要穴位。涌泉穴：在足底凹陷处，是肾经的开口。三阴交穴：在脚踝内侧上3寸的位置，是中医里肝脾肾三条阴经交会之处。在泡脚的过程中，水一定要没过三阴交穴这个位置，最好能交替按揉刺激这2个穴位。

第九节

低头损肩颈，日常通经缓不适

近年来，随着电子产品的普及，低头族人群逐渐增多，越来越多的人利用手机、电脑办公或消遣，花费大量时间在手机和电脑上，他们因为长期伏案作业，肢体活动的时间减少，再加上长期吹空调、喝冷饮，一旦受到风寒湿邪入侵颈部，对身体整体气血产生影响，便会出现常见的脖子疼、肩膀疼，总感觉肩颈部硬硬的，好像三山五岳背在身上，怎么扭都不舒服。可见，脖子疼不再是老年人的"专利"，它逐渐侵蚀到更年轻的人群中，它将会是这个时代几乎所有人群的亚健康问题。

针对现代人普遍出现的肩颈、肩周的亚健康状况，在此提出一些简单实用的家庭自助养护方式，来帮助我们减轻日常生活和工作中肩颈疼痛所带来的痛苦。

前面说过，肩周、脖子疼痛是因长期的姿势不对及寒邪入侵引起的。刮痧是通过特制的刮痧器具与相应的手法，蘸取一定的介质（精油、润滑油等），在体表进行反复刮动、摩擦，使局部皮肤出现红色粟粒状或暗红色出血点等出痧变化，从而打通经络，排出肩颈部毒素，缓解颈部酸痛不适。

艾灸是借助火的力量，让艾的药力进入经络穴位，具有行气血、逐寒湿、温经止痛、增强免疫力的功效，利用艾灸的手法正好可以驱除寒邪，有热力和药效作用于颈肩部疼痛部位，经络通了，寒邪也赶走了，中医俗语有称："通则不痛，痛则不通。"我们在肩颈部疼痛处以刮痧加艾灸，相当于将道路堵车的情况疏通了，那么肩周脖子的血液运行也就自然通畅了，我们工作或学习便会有事半功倍的效果了。

一、肩颈部刮痧加艾灸的方法

（一）温通刮痧

（1）先灸大椎开穴。用刮痧杯定点于大椎穴处艾灸，时间2～3分钟，这样做有两个目的，一方面，大椎穴是几条阳经的汇总处，先灸这里可以起到开穴的作用；另一方面，在给大椎穴艾灸的时候，艾灸杯已经开始储藏温度，杯沿开始变热了，为接下来的操作做好准备。

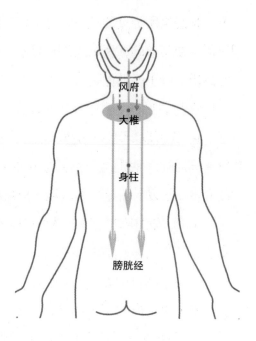

（2）刮风府至大椎。杯沿温热后，从头枕骨（后脑勺）开始沿督脉往大椎穴方向刮痧，力度由轻到重，分段刮拭。（注意：刮痧要从上往下刮，保持一定的按压力，杯沿尽量不要离开皮肤。）

（3）灸刮风池至肩井。从两侧风池穴开始往肩膀方向刮痧，分段刮拭，感受杯沿触感，刮到结节和筋结紧张处时停留在此部位按揉刮拭。风池穴和肩井穴重点点按刮拭。颈部的刮痧除了可以调理肩颈问题，对于调理鼻咽炎的问题也有很好的效果。

以上3个动作简单易学，操作方便，可以利用日常的碎片时间动起手来，保护颈椎，使自己的颈椎远离疼痛的困扰，达到循序渐进的效果。

（4）刮双侧肩胛骨。从头枕骨开始往下一直刮拭到双侧的肩胛骨，做大面积的刮痧，这个位置是最容易发生经络堵塞的，因为小肠经在这个位置绕行之后再上行通过颈部到头面部。《黄帝内经》里面说"经脉所过，主治所及"，其主要意思是经络所经过的地方，是治疗时需主要考虑的，所以肩胛骨是治疗肩周、脖子的重点区域。

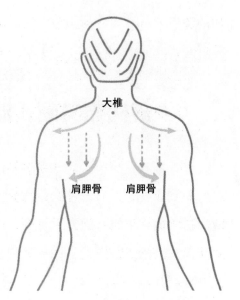

后背肩胛骨这一块区域的疏通，除了可以调理肩膀颈椎的问题，同时这一块也是女性乳腺问题的反射区，所以若有经期前乳房胀痛的女性，可以针对这一块区域多做疏通，对于乳腺的保健同样有好处。

（5）按摩推拿以封穴。刮完痧后用杯身的按摩珠在肩周、肩颈做推拿热疗。

（二）结合艾灸

如果说上面用艾灸杯温通刮痧的过程好比是给肩颈部的邪气开了一道门，那么艾灸就等于是及时的正能量的支援，温通了肩颈部的经络，使肩颈部的气血畅通，既消除了肩颈部的湿寒之气，又消除了肩颈部位的结节点。在相应的穴位处艾灸时，应以皮肤感到温热为宜。

肩颈部可艾灸穴位风池、天柱、百劳、肩井及肩胛骨、肾区。

二、小窍门

经临床实践得知，刮痧与艾灸是缓解肩颈部疼痛的最佳方法之一，是许多脖子疼患者最喜爱的治疗方法。同时肩颈部本身就是刮痧与艾灸常用部位，因此对于不熟悉穴位的人群，也不用担心因穴位选择不准确而达不到预期效果。只要在肩颈部从上往下去刮痧与艾灸，就可以减轻疼痛。

第十节

落枕痛又硬，温通肩颈头清爽

说到落枕，大家都不会陌生，大部分人都有过落枕的经历，一觉醒来，脖子失去了原有的灵活性。

落枕，除了脖子的自由旋转受到限制外，还可能出现脖子后面及上背部僵硬并伴有疼痛感，以一侧为多；或有两侧俱痛者，或一侧重、一侧轻等症状；严重的还会使得患者的头部偏向一边，形成"歪脖子"。

落枕是颈椎病的一种信号，此时改正，仍能及时预防发病，如仍不改正，落枕的发生频率就会逐渐增多。落枕是指患者睡眠时头颈部位置异常，大多在醒后起床时发现，颈部肌肉被持续牵拉或加上吹风着凉等因素造成某些肌肉的痉挛，导致颈部软组织产生缺血性的炎性反应。是青壮年时期发生颈椎病的主要原因之一。

引起落枕的原因主要有以下几个：①睡眠时头颈姿势不当。②枕头垫得过高、软硬不当或高低不平。③颈部受风着凉。④颈椎病引起的，这种会反复落枕。

中医认为落枕多是由于夜间睡觉时姿势不当，致使颈部经络气血凝滞，又受风寒侵袭，进而导致筋脉拘急，头颈部转动受限，不通则痛。落枕不用急，艾灸、刮痧可以帮到你。

在这里，推荐使用艾灸杯作为家庭治疗落枕的首选器具，因为落枕者的整个肩颈都是僵硬的状态，就像被冰冻的土地，中医讲"血遇热则行、经遇热则通、寒遇热则温、湿遇热则散、风遇热则出"，艾灸杯的

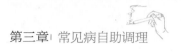

温通刮痧效果就像给冻结的土地在松土，随着刮痧手法的带动，僵硬的地方一点点地松开，落枕的不适症状很快就消失。

一、操作方法

（1）艾灸杯点燃艾条后，先用杯口对不适一侧的风池穴悬灸大约2分钟。在这个过程中，唤醒了穴位，也已经让艾灸杯预热，这个时候在患侧的整个肩颈处涂抹上润滑介质（如艾叶精油），就可以开始用杯口做温通刮痧了，从头枕骨开始，按从上到下的顺序呈放射状地将有问题的这一侧的肩颈部和背部都慢慢地刮痧。

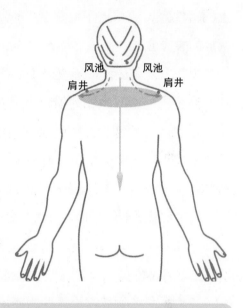

> 注意：刮痧的时候不要急，可以慢慢感受杯子下面的感觉，当你静下心来感受的时候，就可以感觉到一些疙疙瘩瘩的东西，这就是我们常说的结节，这些有可能就是造成问题的罪魁祸首，所以如果能感觉到这些结节，就要重点针对结节来刮揉点按灸，当这些结节慢慢变软甚至消失的时候，身体的不适症状就会随之消失。

（2）我们可以从患侧紧贴锁骨下边的地方向手臂的方向摸过来，在胸壁上方有一个凹陷处，这个凹陷中有云门和中府2个穴位，再往肩膀的方向过去一点有一个肩髃穴，在这一块用艾灸杯做刮痧，不但能缓解颈部的痉挛，还能让整个胸腔的肌肉舒缓紧张，呼吸也更顺畅了，此时转动脖子会舒服许多，头脑也会感觉更清爽。

（3）手背的中指指根的两边对
应肩颈，叫落枕穴，做完上面两步
骤，落枕基本已经好了，这时候可
以让落枕的朋友自己交替按揉手背
上的落枕穴，按揉这个位置会有很
明显的酸痛感。

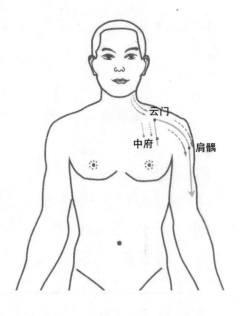

落枕主要是因睡眠姿势不良及
枕头高度不适所导致的，所以预防
非常重要。一般来说，侧卧时枕高
不应超过本人肩宽，仰卧时应低
些，睡眠时全身放松，身体舒展自
如。同时注意不要挡风而眠，尤其是在身心劳倦且疲惫时。

二、小窍门

艾灸、刮痧阿是穴（落枕的疼痛部位），它是
经络气血凝滞所在，遵循经络艾灸与刮痧，气血通
畅了，经脉自然也通利顺畅了，经脉通畅则颈部疼
痛也就好转了。

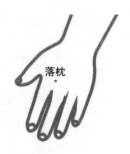

第十一节

全身关节痛，艾灸舒筋活动畅

天气变化莫测，而风湿堪比气象预报，关节的疼痛给生活带来诸多不便。

由于关节炎及关节病牵涉范围非常广泛，种类繁多，病因各异，常见的临床症状可表现为关节疼痛，本节主要讲述常见关节如膝关节、踝关节、腕关节、肘关节利用艾灸与刮痧来缓解疼痛。

一、膝关节疼痛

都说膝盖是人体的"轮胎"，稍不注意就会磨损，导致行动不便，不论是因为肢体活动不当，还是感受风寒湿痹，上了年纪的人总会有膝关节疼痛的问题。这也难怪，膝关节是人体中负重大、结构复杂的大关节，到了一定年龄，出现问题在所难免，膝关节疼痛可能由风湿、劳损、肥胖等多种病因引发。中医认为皮薄肉少多生邪，膝关节就属于皮薄肉少的地方，易受寒邪影响，也有一部分老年人是因为肾气不足而受影响。除此之外，生活中的一些习惯容易毁掉你的膝盖。

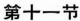

（一）四个常见习惯

不控制体重：站起来走路时膝盖的负重是体重的1～2倍，上下坡或上下阶梯时膝盖的负重是体重的3～4倍，跑步时膝盖的负重是体重的4倍。

突然运动：缺乏锻炼的人，支持关节活动的肌肉自然不发达，如果猛然间进行过量又不适宜的运动，膝关节可能会痛起来。

长期站立：需要长期保持蹲着或站着且负重工作的人，膝关节处于持续受力中。一般当你感觉到膝盖酸的时候，就应该停下来休息了。久站不坐的人（例如老师）在工作中适当走动一下，以缓解膝关节的疲劳，而一些搬运工人应做到节力和借力（例如可借助机械）。

爱穿高跟鞋：很多爱美的女性喜欢穿高跟鞋，穿上鞋子虽然美美的，但也加重了膝关节的负担。长期穿高跟鞋之后关节损伤也随之而来，此外也更容易引发其他损伤（如崴脚）。酷爱运动的人们，一定要选择鞋底柔软并有好的支撑性、包裹性和舒适性的运动鞋。

当膝关节外感风、寒、湿或受外伤后，会使关节经脉闭阻，导致血流不畅，从而发生疼痛。因此治疗还需从疏通经络气血、温肾补阳入手。通过艾灸膝关节相关穴位可以起到温阳、散寒的功效，使膝关节的气血充盈、经络舒畅，从而有利于膝关节功能的恢复。

（二）主要艾灸穴位

鹤顶穴、肾俞穴、犊鼻穴。

（三）操作方法

患者取坐位，用艾灸杯先温和灸鹤顶穴、肾俞穴、犊鼻穴，然后从鹤顶穴上方向膝下方刮拭，同时还要刮拭膝关节两侧的穴位。具体为从上向下刮拭梁丘穴，再刮拭足三里穴，从上向下刮拭膝阳关穴至阳陵泉穴，再从上向下刮拭血海穴、阴陵泉穴，至刮痧痕出现后用艾灸杯上的按摩珠滚动按摩。

二、踝关节疼痛

踝关节疼痛多为扭伤所致。伤后有不同程度的局部瘀肿、疼痛和活动障碍。中医认为，本病是由于外伤因素使踝部的经脉受损，气血运行不畅，经络不通，气滞血瘀而致。治疗时首先要恢复关节正常，其次是要活血祛瘀，消肿止痛。解溪穴对于脚踝扭伤等脚部疾病非常有效。《千金要方》就说此穴治疗"膝重脚转筋，湿痹"，此外还可取足三里穴、阿是穴进行艾灸与刮痧。

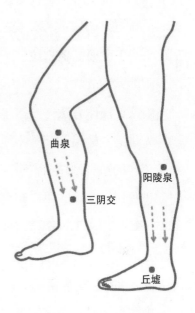

（一）操作方法

先用艾灸杯艾灸解溪穴等踝部穴位，再利用艾灸杯的边沿刮拭足少阳胆经，具体位置是从阳陵泉穴处沿小腿外侧向下刮至丘墟穴处，接着刮足厥阴肝经，具体位置是从曲泉穴处沿小腿内侧向下经三阴交、中封等穴刮至太冲穴处，至出现刮痧痕或刮痧点为度。最后利用艾灸杯的按摩珠对其进行滚动按摩。

（二）注意事项

踝关节肿胀明显的患者，艾灸后应抬高患肢休息，以利于肿胀消退。若是踝关节扭伤后，在新伤出血期，勿使用按摩、艾灸等手法治疗。

三、腕关节疼痛

腕关节疼痛的常见原因有风湿性关节炎、类风湿性关节炎与腱鞘炎等。手腕痛属于中医"筋伤"范畴，主要因局部劳作过度，积劳伤筋，或受寒凉，致使气血凝滞，不能濡养经筋而发病，所以治疗上应当祛除寒湿外邪，疏通经络，调和气血。可以用艾灸与刮痧来使气血运行通畅，局部循环得以改善，受损组织得以修复，从而达到治愈目的。

（一）主要艾灸穴位

阳池穴、外关穴、腕骨穴。

（二）操作方法

先用艾灸杯温和艾灸阳池穴、外关穴、腕骨穴，至皮肤温热红润再利用艾灸杯的边沿刮拭前臂手三阴经，待出现刮痧痕后再用艾灸杯的按摩珠对其进行滚动按摩，可以起到疏通经络、调和气血的作用，同样对腕部疼痛有缓解作用。不过刮拭时要注意避开皮肉少、骨头突出的地方。

四、肘关节疼痛

中医认为肘关节疼痛多由肘部外伤、劳损或外感风寒湿邪致使局部气血凝滞，经脉瘀阻，筋骨失养所致。早期表现为肘部疼痛或酸痛不适，严重的则会出现腕部和手部无力。治疗当以疏通气血、舒筋活络为主。

（一）主要艾灸穴位

手三里穴、少海穴、肘髎穴。

（二）操作方法

先用艾灸杯艾灸手三里穴、少海穴、肘髎穴，然后再用艾灸杯的杯沿对肘部的手阳明大肠经进行刮痧治疗，注意避开骨头突出部位，待出现刮痧痕后对肘部用艾灸杯的按摩珠进行滚动按摩。

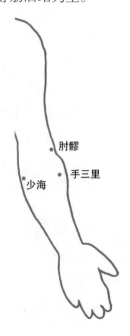

（三）注意事项

肘关节疼痛需谨慎按摩，特别是肘关节外伤的患者，禁止按摩。非外伤性的肘关节疼痛可以按摩，但最好是自我按摩，从上到下轻轻捋下来即可，平时可做一些肘部拉伸练习。

此外，并不是所有的关节痛都适合艾灸刮痧，其中湿热痹阻类型的是禁止艾灸刮痧的，例如关节红肿热痛，病势较急，局部灼热，伴发热、口渴、心烦和小便短黄等症状的人群均不适合使用艾灸与刮痧治疗。

五、小窍门

中医里称膝盖疼痛的地方为阿是穴，只要我们对关节部位的阿是穴进行艾灸，同时扩大艾灸范围，即可起到祛寒湿、减轻疼痛的作用。

第十二节

哮喘老慢支，艾灸刮痧助调理

　　哮喘是一种慢性的气管疾病，慢性病就只能慢慢治。日常家庭中，可以通过艾灸或刮痧进行自我调理。当自己掌握了一套调理方法后，健康就掌握在自己手上了。

　　哮喘是肺系统出了问题，肺位于上焦，中医里有"肺为娇脏"的说法，是人体中最娇嫩的器官，也是最容易失守的防线。

　　治疗哮喘在取穴上以胸背部穴位为主，常见的穴位有肺俞、天突、膏肓、膻中、经外奇穴灸哮等。其中肺俞为肺的背俞穴，能散肺热、止咳平喘；天突为任脉的穴位，主治肺及咽喉气机阻滞不畅所致疾病；膏肓清肺养阴、益气补虚；膻中为八会穴中的气之会，主治气的疾病，能够宣肺止咳、化痰定喘；灸哮为治疗哮喘的经验用穴。灸法治疗哮喘，主要以补益肺气、宣肺化痰为治则，主要用于肺虚型哮喘。可选择艾柱灸或艾条灸，每穴5～7壮或5～15分钟为宜。

一、常用穴位

肺俞：位于背部，当第3胸椎棘突下，旁开1.5寸。

膏肓：位于背部，当第4胸椎棘突下，旁开3寸。

天突：在颈部，当前正中线上胸骨上窝中央。

灸哮：位于背部，第8胸椎棘突最高点处。

膻中：在胸部前正中线上，平第4肋间，两乳头连线之中点。

二、操作步骤

（一）背部

以背部的肺俞为重点并在其附近进行艾灸杯温通刮痧。脊柱是人体的生命支柱，是阳气的运行枢纽，脊柱和背部是人体保健的特区之一。人体以脊柱为轴线，以经脉、经筋、气血为基础，十二经络环转全身，维持着人体上下左右内外之间的密切联系，协调着机体的

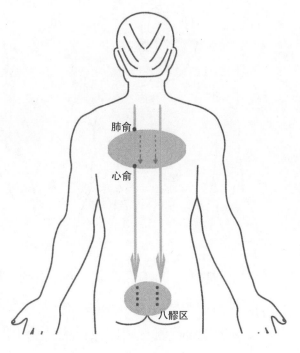

动态平衡。人体脊柱承担着传达和处理各种生命信息的职责，每个脏器与脊柱互相依存，它们共同构成了一个完整而又复杂的脊柱系统。五脏六腑在背部都有一个"窗口"，那就是背部腧穴。背部腧穴是五脏六腑之气汇集在背部的居所，肺脏之气汇集在背部的腧穴就是肺俞。

刮痧是为了将体内盘踞的邪气清理出去，打扫体内的环境，当体内环境清理干净的时候，脏腑器官之间就会越来越和谐，疾病就会得到很好的控制。

肺俞主治肺经及呼吸道疾病，如肺炎、支气管炎、肺结核等。

（二）胸部

刮拭整个胸部，并以膻中、中府穴为重点在其附近进行艾灸杯温通刮痧。

很多人在刮痧治疗肺部疾病时，往往忽略了肺有问题需要刮拭胸部，根据中医"三焦辨证"的理论，心肺居于胸中。膻中是八会穴中的

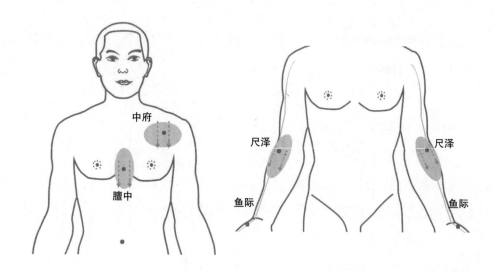

气会，肺主气，肺有问题取气会。中府是肺之募穴，募穴是五脏六腑之气汇集在胸腹部的腧穴，肺脏之气汇集在胸腹部的腧穴就是中府穴。所以，调理肺部问题的时候一定要配上膻中穴区域。

（三）手臂

《黄帝内经》有言"心肺有邪，沉于两肘"，所以肺经刮拭的重点在于两个肘窝，这里是心肺邪气最容易堆积的地方。除了刮痧，常见的方法还有拍打法。

（四）背部心肺区域及八髎区域

前面的3个步骤可以每周进行1次，艾灸需要每天坚持，可以采取每周休息1天的方案来执行，因为每周1次的刮痧等于是对人体做一个清理，扫除了瘀堵在经络皮肤腠理的垃圾毒素，这时候再用艾灸大面积的补充正气，完成前三步的操作后可以用多功能艾灸器在腰部八髎区域大面积定点艾灸15～20分钟。

肺和肾是相互影响的关系，肺的问题其本在肾，其末在肺，所以腰部八髎区域是肺部的一把"锁"，治肺要治肾。

一般来说，肺系疾病用以上四步即可解决。如果有些症状比较突

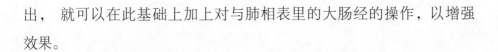

出，就可以在此基础上加上对与肺相表里的大肠经的操作，以增强效果。

三、小窍门

（1）如果生活中容易感冒发烧，可在上述四步的基础上艾灸大椎穴，以达温通诸阳、解表发汗、祛风散寒的效果；如果有呼吸无力、语音低微、身倦无力等气虚不足的症状，可在上述四步的基础上加灸足三里穴，以振奋中阳、疏通经络、健脾和胃及扶正祛邪。

（2）如果患者咳嗽比较明显且痰多，可在上述三步的基础上加灸天突、丰隆穴。丰隆穴属足阳明胃经，中医认为肺为贮痰之器，脾是生痰之源。刮痧、艾灸丰隆穴，可以祛痰泄热、宣畅肺气。

第十三节

鼻炎困扰多，艾灸补阳多受益

一到换季，鼻炎患者就开始不停地打喷嚏。

曾经有一位鼻炎患者打喷嚏打得止不住，最厉害的时候小便都失禁。因长期打喷嚏已经导致患者鼻腔内的黏膜都处于红肿的状态，鼻毛已经不长了。这样的鼻腔环境，难怪对空气的敏感度这么高！

在中医看来，本病主要是因为脏腑虚损，正气不足，腠理疏松，卫表不固，风邪、寒邪或异气侵袭，寒邪束于皮毛，阳气无从泄越，故喷而上出为嚏。多由肺气虚弱或脾肾气虚，卫气不固，一旦风寒入侵鼻窍，肺气不能通调而致，总之肺脾肾气虚为其本。

俗话说没有内贼招不来外鬼，"正气存内，邪不可干"，正气是身体健康的保证，正气不足则邪气有余，正气足了，自会将风、寒、湿等外邪驱逐出体内，所以治疗鼻炎要从根本的改变体质上下功夫。

中医认为，艾叶是温性的，属于纯阳之物。艾灸能够温经通络，祛除寒湿，补益人体阳气，非常适合在家庭中自我保健调理。

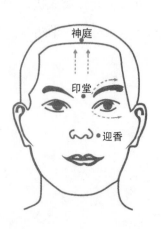

一、操作步骤

（一）打开印堂

用艾灸杯艾灸印堂穴至神庭穴，在艾灸的过程中缓缓地移动艾灸杯，可以用杯沿边艾灸边刮拭、点、按。

（二）艾灸鼻区

用艾灸杯艾灸迎香穴有一个很大的好处，能迅速地通鼻窍、止眼痒，艾灸杯口可以覆盖住整个鼻周，可以有效缓解因经络堵塞和邪痹阻络引起的面痒、眼痒、鼻塞等症状。

（三）艾灸肺区

肺开窍于鼻，所以鼻子的问题一定要找肺来解决。多功能艾灸器可以大面积地将肺区覆盖包围起来艾灸，迅速地驱寒除湿，将邪气驱除体外。

阳虚的人士可以加上腰部肾区及下肢太溪穴的艾灸，脾虚的鼻炎患者可加上脾俞、太白穴的艾灸，每穴位不少于15分钟。

二、小窍门

因为鼻炎多跟寒气有关，我们的面部长期裸露，更容易受寒邪阻络，用艾灸杯在鼻子两旁温刮面部，边艾灸边疏通面部的经络，既可以缓解鼻炎症状，可以改善面部肤色，可谓一举两得。

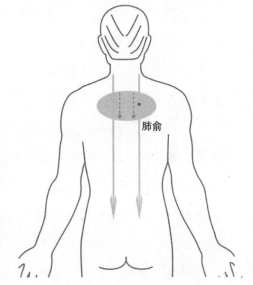

肺俞

第十四节

皮肤痒难忍，祛风止痒精神佳

曾有患者患上神经性皮炎1年多，脖子和四肢瘙痒无比，经常不自觉去抓痒，有时候忍不住，都快要把皮肤抓破了。尝试过很多种治疗方法，西药、中药都吃了，但是症状总是反反复复。最近1个月患者工作压力很大，精神比较紧张，这种折磨人的瘙痒就更严重了，甚至影响到患者睡眠，简直让他崩溃。

神经性皮炎和精神因素关系密切，要保持心情舒畅，穿棉质的衣服，避免硬的衣料摩擦皮肤，减少阳光照射，更不能用力搔抓。可是太痒了怎么办？中医讲"诸痛痒疮，皆属于心"，可见这个痒真的和心情有很大关系。那么我们来试试刮痧吧！首先要选择背部的心俞穴，用刮痧板轻轻刮拭直到出痧，这个部位一定要刮透，才能起到更好的活血祛瘀的作用。还可以选择前臂心包经的穴位来刮痧，重点刮拭内关穴和大陵穴。在皮肤损伤部位就要注意手法温柔，不要刮破皮肤，否则容易引起感染。

这种瘙痒类的疾病很多是有"风象"的，祛风最好别忘了艾灸，可以重点艾灸心俞穴，瘙痒的部位也可以用艾条灸一灸，要注意时间不要太长，每次15分钟即可。

一、神经性皮炎的日常注意事项

（1）少吃海鲜、羊肉等食物，避免饮酒和食用刺激性食物。

（2）神经性皮炎可受多种因素的影响，如生活无规律、睡眠不好、月经异常、消化不良、便秘等都可能加重症状，所以应养成良好的生活习惯。

二、小窍门

经常用温水和肥皂做局部清洗，以清洁面部皮肤，阻断感染因素，避免刺激油脂的分泌。同时避免使用油脂性护肤品和化妆品等。

第十五节

小便泡沫多，温通疗法可缓解

曾有患者在一次高热后发现自己的尿中有大量泡沫后便高度紧张，因为她有服用经肾排泄的抗生素，所以当她看到尿液中不消失的泡沫时，马上反应自己是不是服药后肾脏出现了问题，尿检发现尿蛋白居然有一个"+"，医生面诊后告诉她，这可能跟她高热有关，不用过于担心，果然，在接下来的几次尿检中，她再也没出现过尿蛋白阳性的结果。

正常人尿中可能有微量蛋白的存在，但不多。有关注自己小便的朋友就知道一般小便后，尿液的表面都会有少量泡沫形成，但会很快消失。如果出现泡沫细密、消失时间延长，就最好收集晨间中段尿去做个检验，及时判断是否出现病理性的蛋白尿。泡沫的产生是由于尿液中的成分发生了变化，如蛋白质、黏液量和有机物质增多，这些物质增多就可使尿液冲击产生大量且不易破裂的泡沫（此情况除外：便池中含有消毒剂或除垢剂）。引起病理性的蛋白尿一般有肾病综合征、糖尿病、多发性骨髓瘤、药物等因素。此节介绍的艾灸方法可作为治疗病理性蛋白尿的辅助手段，不能直接对疾病进行治疗，请在治疗的同时按医嘱服用药物。

使用温通疗法，以补益脾肾。它结合艾灸杯这一便利的操作工具，循经络腧穴艾灸与刮痧，温通经络，升举收摄，温阳健脾和胃，调节阴阳，对缓解肾性蛋白尿有一定效果。

一、艾灸步骤

（一）温通刮痧

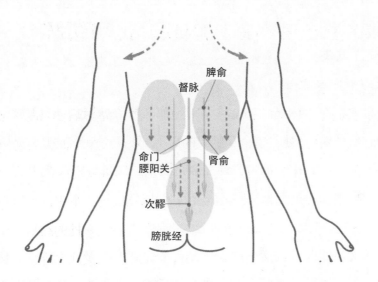

（1）刮痧部位重点是背部的督脉与两侧的膀胱经，从上至下刮拭督脉、双侧膀胱经及两侧背部。督脉是一身之阳气所在，只要是阳气衰弱都可以在督脉上找到合适的穴位进行治疗，重点穴位在命门、腰阳关、脾俞、肾俞、次髎的位置。

（2）用杯身按摩珠部分给背部刮痧部位做舒缓热疗，因为刮完痧后毛孔打开，这时候通过快速的滚动可以闭合毛孔，起到封穴的作用，同时热热的能量注入等于是在刮痧的过程中做了一个热疗，可以使刮痧的效果发挥得更好，起到事半功倍的作用。

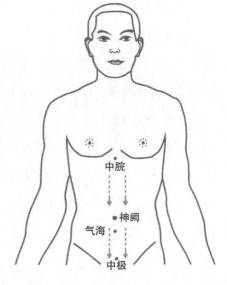

（3）腹部中脘穴至中极穴由上至下分段刮拭，以神阙穴（肚脐）为界，重点穴位在中脘、气海、关元、中极的位置。

（4）刮拭小腿内侧的太溪穴至三阴交穴，重点用杯沿按压太溪、复溜及三阴交穴位。

（二）艾灸

1. 艾灸涌泉穴

涌泉穴，在人体足底部位，位于足前部凹陷处第2、第3趾缝纹头端与足跟连线的前1/3处，为全身腧穴的最下部，乃是肾经的首穴。《黄帝内经》中说："肾出于涌泉，涌泉者足心也。" 意思是说肾经之气犹如源泉之水，来源于足下，涌出灌溉周身四肢各处。

2. 艾灸神阙穴

神阙穴，即肚脐，又名脐中，是人体任脉上的要穴。神阙为任脉上的阳穴，命门为督脉上的阳穴，二穴前后相连，平行对应，阴阳和合，是人体生命能源的所在地。人体科学研究表明，神阙穴是先天真息的唯一潜藏部位，人们通过锻炼，可启动人体胎息，恢复先天真息能。

3. 艾灸时间

每次每穴15分钟，每天1次，10天为1个疗程，共3个疗程。

二、小窍门

平时多关注自己的身体状况，如发现尿液泡沫细密、长时间不自动消散，应及时到医院进行相关检查。艾灸是在中医经络理论指导下的一种中医外治法，对此疾病治疗效果良好，可以自行操作，但其只能作为治疗病理性蛋白尿的辅助手段，不能直接对疾病进行治疗，请治疗的同时按医嘱服用药物。平时也要注意避免过食高蛋白饮食，并且尽量避免服用可能导致肾损害的药物，如解热镇痛药、部分抗生素和不明成分中药。

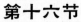

第十六节

腰膝易酸软，灸对穴位有奇效

如果人体出现肾气亏虚，就会引起身体各部分不适，如腰酸膝软、记忆力减退、失眠、早衰等。肾有助于骨骼生长，一个人如果肾精充足，那么骨骼就会得到很好的滋养，则会骨质紧密，骨头坚固有力；反之，骨的支撑力就会减弱。肾精虚弱时首先出现的症状就是腰痛、酸软等，其次，膝盖支撑也有赖于骨骼滋养，一旦骨骼失去滋养，那么膝盖酸软无力的症状就会非常明显。

现代伏案工作人员较多，长时间高强度的办公室工作更容易导致腰酸背痛等症状的出现。这种长时间保持一种状态，导致身体关节的过度使用而引发的非硬伤的疼痛、僵硬等不适感，极易诱发关节症状。

若经络不通导致的腰酸膝软，可通过循经络局部按压来检查，包括上臂外侧（三焦经、小肠经）；小腿外侧中部（胃经）、内外侧（肝经、胆经）等部位。如果局部酸胀明显或痛感明显，那就有可能出现经络瘀阻了。

艾灸针对以上3种情况要出奇效，必定要选择合适的穴位。穴位一般取太溪、腰阳关、命门、肾俞、阿是穴，可以笼统记为后腰部加内踝尖外侧即可。

太溪穴是一个大补穴，具有滋肾阴、补肾气、壮肾阳、理胞宫的功能。凡是由肾虚引起的各种症状，刺激太溪穴都能达到意想不到的疗效。并且太溪穴是肾经的原穴，也就是肾脏的元气居住的地方，是人体当中元气旺盛而又尊贵无比的地方，古代医家称其为"回阳九穴"之一。所以，由肾虚引起的腰酸膝软，艾灸此穴位是首选。太溪穴位于足内侧，双侧对称在脚的内踝尖与跟腱之间的凹陷处。

腰阳关，是督脉腧穴，取穴方法为站立或坐位取穴，在后正中线上，第4腰椎棘突下凹陷中（在躯体外侧下部摸到盆骨最高点，为"髂棘"；髂棘连线与后正中线的交点约平第4腰椎棘突）。若肾阳不足、肾气偏虚，则容易出现腰部酸软、站立不稳、俯仰不利等症状。因此，要温养腰部阳气、补肾强腰，腰阳关穴至关重要。

另外，腰部施灸时，命门、肾俞、阿是穴（疼痛处）都是比较重要的。命门穴是人体督脉上的要穴，位于后背两肾之间，第2腰椎棘突下，与肚脐相对的区域。肾俞穴位于第2腰椎棘突下旁开1.5寸，即命门穴两侧旁开各1.5寸处。这3处穴位均有强腰健肾之功，是治疗腰酸膝软的要穴。

一、艾灸操作步骤

（一）温通刮痧

（1）用艾灸杯定点艾灸命门穴，灸到皮肤微微发红，艾灸杯口已经开始储藏温度，杯沿开始变热。

（2）杯沿温热后开始从命门穴沿督脉往腰阳关穴方向刮痧，刮

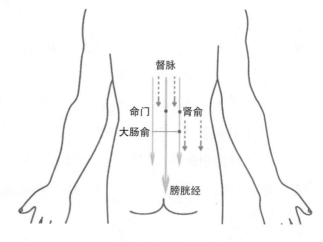

痧从上往下刮，要保持一定的按压力度，杯沿尽量不要离开皮肤。

（3）从两侧肾俞开始沿膀胱经往大肠俞方向刮痧，肾俞和大肠俞重点点按刮拭。

（4）定点艾灸太溪穴，杯沿温热后沿小腿内侧往上刮拭至阴陵泉穴，重点用杯沿按压太溪、三阴交、阴陵泉穴位。

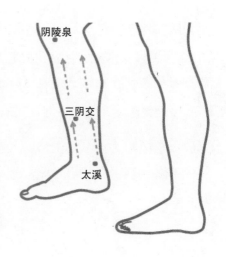

（5）沿督脉与膀胱经刮痧时尽量拉长距离，至少要覆盖腰部的长度。涂抹适量刮痧油，刮至皮肤出现微微充血即可，操作时应手法灵活，同时用力均匀。

（二）艾灸

（1）艾灸穴位：疼痛处，即阿是穴，是施灸的重点，可根据具体疼痛的位置进行艾灸与刮痧。

（2）艾灸时间：每个穴位行温和灸10~20分钟，每天1~2次，10~15次为1个疗程。

（3）艾灸结束后一定要记得做好保暖工作，因为艾灸的温热使穴位皮肤毛孔打开，要避免着凉。

二、小窍门

（1）肾虚引起的腰酸膝软是可以预防的，平时注意保持正确的坐姿，避免淋雨，不要坐在潮湿的地面上，加强保暖，避免受凉，还要避免房事及劳累过度。

（2）搓腰眼强肾：腰眼穴位于腰部第4腰椎棘突左右3~4寸的凹陷处。中医认为，腰眼穴位于带脉（环绕腰部的经脉）之中，为肾脏所在部位。肾喜温恶寒，常按摩腰眼穴处，能温煦肾阳、畅达气血。两手掌搓热，反双手，掌根紧按腰部，用力上下搓动36次，动作快速有力，以感到腰部发热为度。

（3）外劳宫补肾法：每晚临睡前，平躺在床上，将两手垫于腰部下面，双手背紧贴腰部，5~10分钟后，其热感会逐渐传遍全身。开始时，双掌被腰压住会出现麻胀现象，3~5天后即可适应消除，双腿会感到轻松灵活。当你躺在床上，无论白天还是黑夜，只要坚持两手背紧贴双肾区对应部位半小时，便可收到奇效。

第十七节

口眼嘴歪斜，疏通气血辅治疗

夜晚的海边微风习习，带上家人，开着爱车，打开车窗沿着海边公路飞驰，任由海风吹拂在脸上，伴着音乐放声高歌，想想那画面都挺美的。第二天醒来，一照镜子吓一跳，嘴巴歪了，一侧眼睛闭合不上了，说话漏气了，顿时好心情没有了。

在医学里面，这个症状就叫面瘫，是中医病名，它的基本证候特点是以口、眼向一侧歪斜，又称为"口眼歪斜"。本病可发生于任何年龄，多见于冬季和夏季。面瘫的最佳调理时间是发病的初期，所以有症状出现后不要拖延治疗，要及时就医，除接受规范治疗之外，也可以用温通刮痧做辅助的治疗。

温通疗法艾灸和刮痧相结合能够快速地将风寒等病邪祛除，温热的能量结合刮痧的手法能疏通痹阻的经络穴位，推动气血运行，增强身体免疫能力，让身体的自愈能力发挥作用。

一、具体操作

（1）刮拭患侧面部，从下巴中心往脸颊的两侧一边熏灸一边做往上提升的刮痧动作，刮到耳朵前面和耳根处。相同的手法刮拭整个面颊部。重点按揉地仓、颊车、牵正、太阳穴，刮拭至整个面部发热为准。

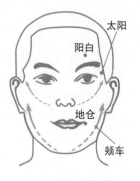

太阳

阳白

地仓

颊车

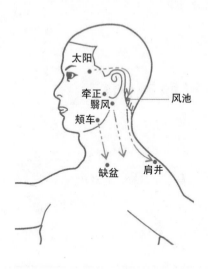

（2）刮拭双侧头部，患侧重点刮拭，刮拭的路径从太阳穴沿耳朵后面刮至风池穴区域，重点按揉头枕骨下缘以及风池、翳风穴位。刮痧延伸至颈部，风池穴至肩井穴、颊车穴至缺盆穴是重点区域。

（3）刮拭患侧对应手臂的三焦经。以下穴位在上面的操作过程中重点停留按揉：阳白、太阳、牵正、地仓、颊车、翳风、风池。

人是一个大的整体系统，所以对大椎、中脘、关元、足三里这几个强壮要穴的艾灸必不可少，提升整体的机能更有助于面瘫的快速恢复。

二、小窍门

在发病早期，上面所有的操作建议每天1次。做面部刮痧的时候最好侧着头，让杯口对着面部，让艾烟和灸火同时熏蒸到面部。耳道内有多条经络通过，所以熏灸耳朵的时候，偏着头，让艾灸杯口垂直对着患侧耳朵，让艾烟和灸火能进入耳道。

第十八节

头痛影响大，两法并用速止痛

现代人的生活和工作节奏越来越快，生活压力也越来越大。在拥有不良生活习惯和嗜好的人群中，头痛病发病者并不少见，如偏头痛、紧张性头痛、经期前头痛，睡眠不足、伤风感冒等头痛，还有人说，想事情多了也头痛，辅导孩子功课也头痛。看来，头痛还真的是一件让人头疼的事情，它日渐成为严重影响人们学习、工作及生活的临床常见病。

在中医看来，头痛和人体的气机失调、经脉瘀阻、脑络失养是分不开的。中医学认为，不通则痛，头为"诸阳之会""清阳之府"，凡五脏精华之血，六腑清阳之气，皆上注于头。所以头痛确实是件大事，不容小觑，它将直接影响人们的生活质量。

除了药物治疗外，在生活中有哪些传统的中医治疗手段可以缓解、治疗头痛症状呢？艾灸不失为一种好方法，亦可配合刮痧辅助治疗。

艾灸有六大功效：通经活络、行气活血、祛湿逐寒、消肿散结、回阳救逆、防病保健。古书也有记载："针所不为，灸之所宜。"通过艾灸局部穴位，利用温热刺激，促进局部的血液循环，缓解疼痛。

刮痧可以祛除风寒湿热邪，活血祛瘀，疏通经络，调整阴阳。通过刮痧可以快速改善微循环，刺激血管神经，缓解疼痛，且刮痧过程中毛孔张开，给了毒素多一个出口，加速了体内热邪、毒素的排出，净化了血液。

艾灸联合刮痧疗法治疗头痛，可以达到虚寒者能补、郁结者能散，整体双向调节，快速缓解头痛症状的目的。

一、操作方法

（1）给整个头部做个刮痧，就像梳头一样，从前往后慢慢地刮拭，在头痛发作的时候，头部一定有一些非常疼的点，通常叫作痛点，或者也叫作阿是穴，找到痛点后，针对痛点做定点的艾灸以及在痛点周边做刮拭。

（2）头枕骨区域上下来回刮拭按揉。后脑勺头枕骨是大脑神经的进出口，所以不管是哪种问题引起的头痛，一旦疏通了头枕骨，症状基本都可以得到缓解。

（3）双侧颈部及后颈部刮痧。

二、注意事项

根据患者的疼痛部位，选取相应的艾灸穴位。极度疲劳、过饥、过饱、酒醉、大汗淋漓、情绪不稳或妇女经期忌灸。皮薄、肌少、筋肉结聚处，妊娠期妇女的腰骶部、下腹部，男女的乳头、阴部、睾丸等不要施灸。另外，关节部位不要直接灸。此外，大血管处、心脏部位不要灸，眼球属颜面部，也不要灸。

在刮拭的过程中寻找疼痛及结节阳性反应点，根据疼痛点判断问题出在哪条经络，便于下一步做对应经络的疏通。在侧头部为胆经气血瘀滞；头顶及后头部有阳性反应为膀胱经气血瘀滞；前额头痛为胃经瘀滞；颈部有明显疼痛和结节一般为颈椎病引起的气血瘀滞的头痛。

三、小窍门

头痛跟头部及颈椎的气血不通、经络运行障碍有一定的关系。所以，为了减少头痛的发生，可以经常艾灸相关穴位，如合谷穴、列缺穴、太阳穴、百会穴等，辅以刮痧治疗。艾灸最适用于虚寒体质的人，如脸色苍白、手脚冰凉、怕风畏寒者。刮拭头部的时候痛点要多刮揉，不要太大力，柔和地多刺激；配合热水泡脚，泡的时候可以双手握拳、转动手腕、用手指关节从上至下的推按脚背，这样可以让体内的气机保持一个有作用力的良性循环，减轻头部的重负，头自然不会轻易痛了。

第十九节

艾灸调心气，宁心安神心不慌

　　如果一个人经常无缘无故心慌乱，伴随头晕、气促等不适，就不是好的现象，可能是病理性的原因，这时候应该引起重视。

　　在医学里面，这个症状就叫心悸，是中医病名，它的基本证候特点是发作性心慌不安，心跳剧烈，不能自主，或一过性、阵发性，或持续时间较长，或一天数次发作，或数天一次发作。发作时常伴有气短、胸闷、头晕、喘促、晕厥，脉象或数或迟，或节律不齐。

　　心悸的病位主要在心，而艾灸可调理心气，活血通络，达到缓解心悸的效果。用艾灸治疗心悸，可间接渗透到病变部位，迅速对机体的紊乱状态进行间接干预和调控，最终达到一个新的平衡状态，心悸自然缓解。

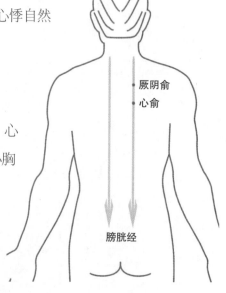

一、调养方法

　　（1）艾灸取穴：内关、膻中、心俞、厥阴俞、气海、关元。内关取"心胸内关谋"之意，诸穴配合以达养血定悸、宁心安神之效。

　　（2）每个穴位艾灸15～25分钟。

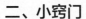

二、小窍门

（1）心俞要重点艾灸，可温心阳散寒、通络止痛。

（2）但在艾灸过程中要注意控制温度，当觉得烫的时候要及时调整艾灸的距离，防止烫伤。

第二十节

保护前列腺，护肾畅通生命"腺"

　　小小的前列腺是男人的"多事之地"。流行病学研究资料表明，年龄大于50岁的男性当中，40%患有良性前列腺增生症，而在年龄大于80岁的男性患者中，这一比例高达90%。前列腺一旦出现问题，排尿异常是最典型的，会出现尿频、尿急、尿不尽、尿线细、尿滴沥甚至是尿失禁，目前西医治疗以等待观察、药物治疗、手术治疗为主，其疗效不稳定，且不良反应明显，而祖国医学强调对症治疗，追求机体自我功能的恢复，以达康复之目的。

　　良性前列腺增生归属于中医学"癃闭""淋证"等病证范畴，本病病位在膀胱，膀胱和三焦气化不利可导致良性前列腺的增生。

　　前列腺可以说是男人的生命"腺"，谁想每次上厕所都要忍受"尿不出""尿痛"的尴尬与痛苦？要缓解这个尴尬，艾灸可以来帮您！艾灸是通过借助火的力量，让艾的药力进入经络穴位，激发经气、调动经脉功能、调整阴阳，从而达到扶正祛邪、固本培元的目的，肾元亏虚为男性前列腺之本，而补肾必先健脾胃，这也很好地诠释了中医强调的整体观。阴得阳以生，肾中精气盛则病自然就好了。

一、具体操作方法

（一）温通灸刮

　　（1）采取俯卧位或坐位，背部涂上润滑油或精油，注意保暖。用艾

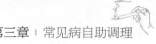

灸杯循督脉、膀胱经进行平推灸刮，灸刮至局部皮肤红晕而不灼热，刮拭力度宜轻，时间8～10分钟。这样做有两个目的：①督脉被称之为人体的"阳脉之海"，起一身之阳气，总督一身之阳经；膀胱经是人体的排毒通道，灸刮督脉、膀胱经可以最大限度地调动机体的机能，排出体内余邪。②刮拭的同时配合灸法，打开皮肤通道，使艾力更好地渗透传导。

（2）平刮应从上往下刮，要保持一定的按压力，杯沿尽量不要离开皮肤，千万不要像挖地一样去使劲刨。

（二）艾灸重点穴位

主穴：肾俞、膀胱俞、关元、中极、曲骨、三阴交。

施灸顺序：应遵循先上后下、先左后右、先背部后胸腹、先头身后四肢的顺序进行。腹股沟及下腹部是体内毒素最容易堆积的地方，多做刮痧与艾灸对于体内环境的改善有很好的作用。

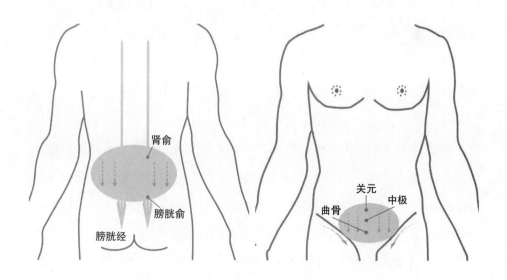

第二十一节

疲劳眼干涩，艾灸养肝生津好

　　眼睛是人体最脆弱的器官之一，随着电子产品的不断升级，最受累的就是我们的眼睛了，有一个段子这样形容现代人的生活状态：睁开眼第一件事是打开手机，睡觉闭眼前最后一件事是看一下手机。越来越多的眼睛问题困扰着我们，比如眼睛干痒、红肿、迎风流泪等。

　　《黄帝内经》有提到，"肝开窍于目，肝主泪液，润泽目珠"，眼睛的问题确实和我们的肝脏脱不了关系，与肝功能是否正常、肝所藏真血是否充沛有关。肝在五行属木，树木的生长离不开肥沃的土壤和水肥的滋养，体内肝脏的舒畅条达也需要津液的濡养，如果津液不足，则肝胆经络濡养不好。若肝气调和、肝血充沛，则肝疏泄有度，肝所藏真血可升运于目，化生泪液，滋润目及其经络，泪液运行有序而不外溢。若肝气不调，肝所藏真血亏虚，则泪液化生之源不足，泪液匮乏，眼睛就容易干痒。

　　很多年轻人有这样的体验，如果前一天有熬夜，第二天起床眼睛就会布满血丝、干涩、红肿，这是因为熬夜后消耗身体能量，津液缺失所致。眼睛因为有津液的濡养才得以明亮，久视伤津。日常用眼过度，不注意眼睛的养护，同样会加重肝脏的负担，损伤肝脏的功能，肝脏不好，眼睛更加不好，这是一个恶性的循环。

　　《太平圣惠方·眼内障论》中提到，人的眼与五脏相通，而气贯于五轮。除了眼睛和肝胆问题严重、津液不足以外，"五脏六腑之精气皆上注于目"，很多眼睛的问题，比如白内障、飞蚊症等，都和脏腑、气血、经络的失衡及整个身体机能比较弱有关，毕竟身体是一个整体，涉及眼睛的问题尤为如此。

所以，这篇文章，算是开卷有益，学会下面几招，从当下做起，好好爱护眼睛。

一、具体操作

1. 艾灸眼周

眼部周围有攒竹穴、睛明穴、鱼腰穴、瞳子髎穴、承泣穴等，分别属于膀胱经、胆经、胃经等经络，通过艾灸的温热刺激穴位经络，随着气血的循环加速，促进津液的生成，起到缓解眼睛干痒、降低眼压、消除疲劳、明目止痛的作用。坚持艾灸，更加能够延缓眼睑皮肤下垂，缓解黑眼圈、眼部浮肿、眼袋沉重等问题。

2. 艾灸肾部

肝属木，要靠水的濡养才能够枝繁叶茂，肾脏在身体里就是濡养肝脏的水之源，所以滋养肝木，后腰肾部的艾灸少不了。

这个位置的艾灸依然建议用多功能艾灸器，大面积地将后腰部包围起来艾灸，随着温热的艾灸能量注入腰部，犹如一股能量源泉从肾部发起，津液开始升发，去供给全身。

3. 艾灸太溪、太冲和光明穴

光明穴在脚外踝尖上5寸的地方，是治疗眼部疾病的重要穴位，近视眼、老花眼、白内障、青光眼及视神经的问题都可以找它。

太溪穴是肾经的原穴，通过艾灸的良性刺激，能够调动身体的原动力，比方说，有人经常鼻子干、咽喉干、嘴巴干，喝水也止不了渴，原因是肾阴不足，这时候艾灸太溪穴就能够滋补肾阴。

而太冲穴是肝经的原穴。人体内，肝是人体的解毒工厂，那么太冲穴就堪称解毒工厂的"排污口"。

中医讲，百病从气生，气从哪儿来的，很多时候都是自找的，找来了藏在哪儿？就在肝里，所以很多慢性病都是出在肝上，养肝的要点就要经常给它"消消气"，那么太冲穴就是首选的消气大穴了。

对于太冲穴的刺激，建议每天泡脚后，可以从行间穴往脚趾的方向推揉。

二、小窍门

勤刮后脑勺。后脑勺是枕后神经的出入口，同时眼睛的全息对应区也在后脑勺，还有胆经的分支也是从后脑勺进入，肝胆相表里，所以经常地刮刮后脑勺对于眼部视力，不管是近视还是远视，都有一定的改善作用，刮后脑勺可以来回双向刮拭摩擦。在包里，可以放一个小木梳或者牛角梳，在等车或坐车的时候都可以随时随地刮刮后脑勺。

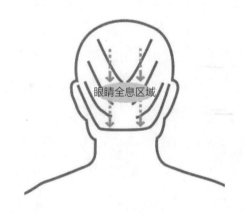

第四章

『艾』美丽，这是一根『魔法棒』

第一节

产后气血虚，畅通血瘀同补气

童年关于艾草的记忆一部分是端午节，一部分是坐月子的女人。端午节的那天，天还没亮，人们就带上砍柴刀出门去割艾草了。割了几大捆回来，先挑几根又长又好看的，在大门口、后门口门框两边各放上几支，有"艾草辟邪"之说。剩下的艾草人们会用草绳捆成拳头粗细，一扎一扎的，靠在屋檐下阴干。等到天气热的时候，傍晚时分就点燃，但不能有明火，只能冒烟的那种，往每个房间挨个地去熏蚊子。乘凉的时候，也会点燃艾草熏走蚊子。

如果哪家有怀孕的女人，那么艾草就要准备多一点了。生完孩子女人洗私密地方、洗澡都要用艾草煮的水；孩子生下来第三天也要用艾草水洗澡，俗称"洗三"。

女性以气为本，以血为用。分娩是一种生理过程，分娩中失血和剧烈的疼痛会损耗人体的气血。从中医学的角度而言，产后元气大损，阴血骤亏，百脉空虚，又多瘀血，故有"产后多虚多瘀"的说法。

一、操作方法

（一）灸腰部

用多功能艾灸器艾灸大肠俞、命门、肾俞穴，起到活血化瘀、疏通经络的作用，艾灸腰部可以有效缓解产后腰酸、腰痛等不适症状。

（二）灸八髎

八髎，是8个穴位的统称，是一个位于人体腰骶部的区域。在盆腔的所在地，临近胞宫，是支配盆腔内脏器官的神经血管会聚之处。

在家里可以自我测试八髎区的松软度，健康的人这个地方应该是松软的，可以捏起来的。

通过对八髎区的艾灸、刮痧、提捏，从外至内的调理刺激胞宫，对于产后女性来说，可以促进恶露的排出。

（三）灸腹部

腹部是 "任脉之海"，也是阴经汇集的地方，所以腹部的阴寒是最重的。很多女性的肚皮都是凉冰冰的，所以在腹部做艾灸，可以温通气血，加速盆腔局部的血液循环，促进子宫收缩，改善寒凝血瘀的症状，加速恶露的排出。

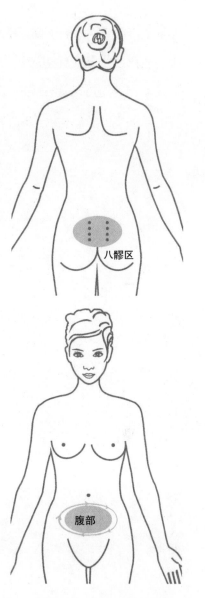

八髎区

腹部

二、小窍门

产后肥胖也是产后妈妈关注的问题，每个女人都爱美，谁都想恢复到少女时代曼妙的身材，可是当了妈妈后，由于摄入热量多而消耗少，使过多的热量转为脂肪储存在体内。不用担心，当你在坚持做以上3个部位的艾灸护理时，你的身材就会不知不觉地发生变化，因为艾灸疗法可以通过神经内分泌系统调整机体的脂质代谢，亦可通过下丘脑-垂体-卵巢轴使卵巢功能改善，使产妇的内分泌系统逐渐恢复至未孕状态。在艾灸的过程中，也可以用艾灸杯边灸边用杯沿刮拭腹部，或者用温热的杯身在腹部做按揉动作，还可以让松弛的皮肤迅速恢复紧致弹性，淡化妊娠纹。

第二节

不怕"斑花"，艾灸帮你貌如花

"云想衣裳花想容，春风拂槛露华浓"，拥有花容月貌是每个女人潜意识里的想法。民间有俗语"十八无丑女"，意思是说18岁的女孩多数处在阳气旺盛、气血充盛、脏腑生机盎然的状态。

但《黄帝内经》指出："女子五七，阳明脉衰，面始焦，发始堕。"意思是说女人到了35岁左右，阳气、气血经脉逐渐消耗衰竭，容貌开始出现老化现象。如某天一觉醒来，照着镜子，会忽然发现自己的脸不再透亮，甚至多了斑点。按中医辨证来说，面部的斑点与内脏有直接的关系。这样比喻吧，女人如花，面部是花朵，花开得漂不漂亮与花根、土壤、枝干有关。所以，面部的营养靠脏腑化生，脏腑就是产生营养的花根，脏腑不健康就等于花根烂掉了，花朵没有了花根的营养，就会枯萎凋零，叶片上、花瓣上就会出现斑斑点点。相同的道理，当脏腑失去健康，面部就会出现各种黑斑、晦暗等。

怎么彻底解决这些问题呢？这是很多女性关心的问题，来自河南的姜女士介绍她自己的经历，用她自己的话来说：十几年之前，同学聚会，同学们戏称她为"斑花"，坚持艾灸调理10余年，年过半百的她竟然收获了"如花"的称号，脸上干净透亮，越活越年轻。

没有丑女人，只有懒女人，动起手来，用艾灸自我打造"花容月貌"。

一、操作方法

（一）艾灸加按摩脸部

每5天用中指指腹对面部做一个整体按摩，有斑的地方要作为重点按揉的对象，再用艾灸条灸颊车穴、迎香穴、太阳穴，面部的穴位使用雀啄灸，反复左右移动、上下移动。面部艾灸穴位时间每次在5～10分钟，每天艾灸1～2次。把整个面部艾灸得气血冲和后再用中指指腹做面部的拨筋，注意方向都是从下往上，眼角、嘴角周围的皱纹需环形按摩，力度也不要太大。

（二）艾灸背部

从上至下艾灸背部，艾灸的重点是膀胱经上的心俞、肝俞至脾俞之间的区域，但对于普通人来说，艾灸不要怕找不准脾俞、肝俞等穴位，离穴不离经，所以只需要循经络艾灸即可。

（三）艾灸腹部和下肢

（1）关元、气海、三阴交、太冲，每个穴位艾灸10～15分钟。每天1次，每周均可暂停1天艾灸。

（2）腹部以气海穴为中心，用大小鱼际打圈按揉整个腹部，目的是让腹部的气机流动起来，按揉完之后再艾灸腹部，艾灸时间30～60分钟，以感觉整个小腹暖暖的为最佳。

（3）下肢艾灸的穴位：血海、三阴交、太冲。（建议这几个穴位用

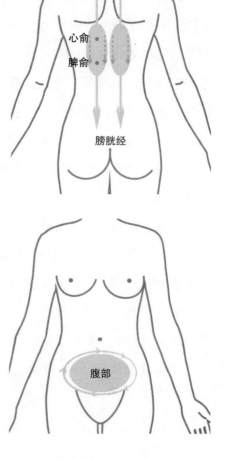

艾灸杯艾灸，在艾灸的过程中边艾灸边用杯沿刺激穴位，如果能穿插从上至下的刮痧腿部的经络，还能起到瘦小腿的效果。）

二、小窍门

不要遗漏了下肢的穴位，经常艾灸的朋友说喜欢艾灸，但是艾灸后容易上火，其实多数都是因为没有艾灸下肢的穴位引火下行引起的，艾灸补充阳气，要把阳气往下引，这样才能达到人体阴阳平衡的状态，否则容易造成在腹部干烧，从而导致不舒适。

第三节

情志不畅乳房胀，艾灸胸部心舒畅

　　近年来，随着女性社会地位的提高，工作压力相应的增加，女性在家庭和事业之间不停轮转，压力得不到释放，情志得不到宣泄，乳腺疾病的发病率随之上升。很多人在面对乳腺疾病的时候都束手无策，其实在疾病面前，我们不能惶恐，了解它是怎么来的，然后应用我们老祖宗留下的智慧（自然疗法诸如艾灸、刮痧等）帮我们赶走病魔，恢复健康。

　　在脏腑器官里，肝主情志，肝的功能好坏能影响一个人的性格情绪，反过来讲，一个人经常的闹情绪、发脾气、郁闷，一定也会影响到肝的。众所周知，女性的情感活动经常要比男性强烈，这就造就了多数女性的肝损伤的程度要比男性严重。肝经刚好经过乳房，当情绪不好、肝气郁结、气不通畅的时候，乳房就成了重灾区，比如乳腺炎、乳腺增生，甚至是癌变。肝主藏血，同时还影响着女性的月经，所以中医有"女子以肝为本"的说法。

　　乳腺增生发病特点是乳房周期性疼痛，突出症状为乳房胀痛和乳房内有肿块，月经前胀痛加剧，行经后减退或消失。

　　刮痧可以迅速地改善乳房内部的微循环，松解粘连，促进乳腺组织的新陈代谢，而艾灸既能发挥艾草的纯阳之性，给乳腺内部注入阳光，还具备温经通络、软化乳房内肿块的功效，所以两种疗法结合，快速地解除了乳腺增生的困扰。

一、操作方法

（1）先用艾灸杯将后背乳腺对应的部位做温通刮痧，乳腺增生的患者在这个位置基本上都会有阳性的反应，也就是结节，在这些结节的地方多用杯沿做按揉，这个背部乳腺反射区的刮痧对于乳腺问题的调理非常重要，刮痧过程中毛孔会打开，就相当于给乳腺打开一扇扇的"小窗

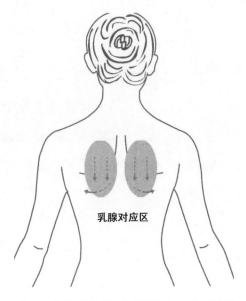

乳腺对应区

户"，把憋屈在胸腔内的浊气从这一扇扇"小窗户"内赶出去，与此同时，由于艾灸杯内有艾条的温热呵护，因而正气顺势从这些"小窗户"注入体内，让体内阳光普照，病症自然减轻。

> 注意：温通刮痧可以每5～7天做1次，艾灸在刚开始调理阶段应该要每天1次，当身体的症状逐渐减轻，可以适当地减少艾灸的次数。

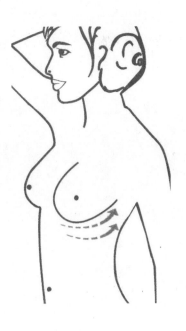

（2）艾灸胸部。用艾灸杯艾灸肩井穴、乳房肿块处、乳根穴、膻中穴，在艾灸的过程中边艾灸边轻柔地用杯沿刮拭，乳房肿块处是重点艾灸刮揉的地方，刚开始的时候确实会很痛，以自己能接受的力度为主，随着调理次数的增加，慢慢疼痛感会好转至消失。

（3）艾灸下肢的三阴交、太冲穴。

二、小窍门

在脚背上有一个胸部的全息反射区，当乳腺有问题的时候，这个部位也会有反应，严重的时候，这个部位能看到明显的凸起，所以可以经常泡脚，刮脚背，刮揉结合，重点刺激乳腺的反射区。

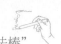

第四节

痛经真苦难，祛瘀止痛"艾"护你

　　从14岁来初潮开始腹痛，每月的月经来潮，就相当于一次新生。前段时间，网上流传这样一份帖子，呼吁要给女性放"姨妈假"，很多女性都跟帖赞成，大家纷纷反映"姨妈"来的那个痛实在太痛了。其中有几个经典的帖子印象深刻："想把肚子抠出来丢掉""像一把很钝很钝的刀在来来回回地割，还间歇性狠扎一刀""痛到大脑直接停止工作，眼前一片白花花，或者有时候眼前一片发黑，整张脸没有半点血色""痛经的时候，感觉自己好像快要死了，每次月经过后都感觉自己重生了"。很多男生都很难理解为什么自己的女朋友在来月经的时候，不爱说话还经常发脾气，甚至觉得自己的女朋友矫情。其实他们根本无法理解痛经到底有多痛。作为一个有风风雨雨"痛经"历史二十载的人来说，真的好有感触！

一、痛经分两种类型

（一）肝气不舒型

　　这种人的性格往往比较敏感，或者容易钻牛角尖，平时心情比较郁闷、压抑。时间久了，肝气不舒就变成了肝气郁滞，来月经前乳房就开始胀痛，照着镜子自我观察一下舌苔，舌质黯有瘀斑，月经周期比较紊乱，或先或后。

　　现代人压力大，工作紧张，人际关系复杂，所以肝气不舒的情况比较多，影响最大的就是女性，首当其冲的就是月经来潮和排卵期。因为

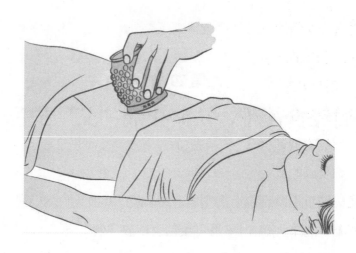

肝藏血，肝经的循行路线是联系到生殖系统的，肝经环绕阴器，所以小腹坠胀，感觉月经就是下不来，有瘀血，血块下来后，疼痛感会开始缓解。

比方说在日常生活中，有的女性朋友在跟老公或者同事吵了一架，或者大气一场后，发现月经开始紊乱或者干脆就闭经了，这个就是我们经常说的"怒伤肝"，生气导致肝的疏泄功能出现了问题。气滞即气运行不畅，气行则血行，气不行则血也运行不畅，久则产生血瘀，引起包括痛经在内的一系列症状。

（二）寒凝血瘀型

寒凝引起气血运行缓慢，如冬天水遇寒结冰，道理相似。寒可分两种，一种外寒，如受到外界的风寒，吃了寒凉的食物；另一种是内寒，因为体内的阳气不足引起的，尤其是肾阳不足，让腹腔胞宫内部长时间的阴暗、潮湿、寒冷。

二、痛经怎么办

《本草纲目》中说："艾属温性，其味芳香，善通十二经脉。"可见艾灸非常适宜温经通络、消瘀散结、补中益气，是治疗痛经的好方法。

（1）刮痧八髎区，也就是我们的尾椎骶骨旁开各一巴掌的区域，这个区域是妇科的关键所在，可以说是统治一切妇科病的重要区域。一般这个地方我们建议用温通刮痧法，通过温通刮痧，将这个区域的经气打通，瘀结点打开，改善小腹胞宫内的环境，带动小腹胞宫内的气血运行，排出体内的瘀堵寒湿。但要注意月经期不建议刮痧，可以在八髎区做艾灸。

（2）艾灸痛处，也就是下腹部，不管是哪种原因引起的疼痛，艾灸都能借药力和艾绒燃烧的温热作用，温通经络，行气活血，止痛效果非常好，同时通过艾的药理作用和灸火的温热物理作用去调整腹腔的内部环境。只要内部环境干净温暖了，气血畅通了，一切的妇科疾病就迎刃而解了。

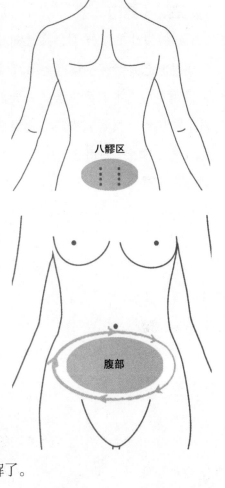

（3）艾灸血海、三阴交、太冲穴。每个穴位艾灸大约20分钟，在艾灸的过程中，可以边艾灸边在穴位区域做从上至下的刮揉，帮助经络行经通气。

肝气不舒型的朋友日常要多注意疏通肝经的经络，具体的循行路线在本书前面的章节有专门的介绍，疏通的方法有刮痧、瑜伽、拔罐等，平时煮菜可以放点陈皮，喝点玫瑰花茶，多参加户外活动对于调畅肝气都是非常有益的。

三、小窍门

痛经发生的时候不会挑时间和地方，当我们在工作旅行的时候发生了痛经怎么办？在手背上，第2掌骨的中间偏下段，是下腹部的全息对应区，用身边携带的刮痧板或者大拇指侧在这个位置做垂直按揉，寻找掌骨上的痛点，找到痛点后，针对痛点做按揉。当这个痛点揉开后疼痛消失，下腹部的疼痛也会消失。

第五节

和黑眼圈说再见，艾灸是关键

对于一个爱美的人来说，每次照镜子看着那两个大大的黑眼圈和眼袋，这简直是一种折磨。黑眼圈和眼袋的形成分为两种，一种是遗传自父母，还有一种就是因不良生活习惯而来的。熬夜、冷饮、酗酒等，就是形成眼袋、黑眼圈的元凶。随着年龄的增长，人就会容易气血不足，气血循环不畅，面部眼周肌肤的垃圾产物就会越来越多，于是眼袋越来越大，黑眼圈越来越深。

眼睛不仅是人体的视觉器官，更是人类表达信息、传递情感的重要方式之一，一双明亮而灵活的眼睛能增添人的风韵和气质。黑眼圈的形成严重影响着眼睛外在的形态美，给人以憔悴、衰老之感。黑眼圈是眼眶周围的皮肤色素沉着，与周围皮肤形成色差的区域。眼周皮肤最为菲薄，黑眼圈病位在皮肤浅表部位，属中医"络病"范畴。

在中医里面，眼睑代表脾，脾主肌肉，脾统血，是血液循行顺畅的重要脏器；脾主运化水湿，若出现脾虚，就会导致水湿运化不畅，皮肤和肌肉就会缺乏营养变松弛，从而形成眼袋。俗话说"脾虚眼袋大"，就是这个意思。

中医还认为，肾虚会形成黑眼圈和眼袋。《素问·逆调论》曰："肾者水脏，主津液。"肾对人体水液代谢的调节贯穿水液代谢的全过程。在体内的循环过程中，肾属于原动力，当肾的功能不足，原动力不够的情况下，运水能力变差，就会影响水液代谢，也就是常说的内分泌失调；对于女性来说，内分泌失调会导致阴道炎、尿道炎等病症，从而引起尿少、水肿等症状，这一系列症状反映在脸上，就是眼袋和黑眼圈。

另外，中医认为肝开窍于目，青色为肝的本色，肝阴虚者，虚火上炎，煎熬眼周络中津血，则本脏本色外露，也会导致眼圈青黑。熬夜、疲劳过度或久病耗气伤阴者，多可见黑眼圈，当气阴恢复后，黑眼圈可减轻甚至消失。

所以对付眼袋和黑眼圈，建议从脾、心、肾、肝四脏入手。

一、具体操作

（1）在眼周行艾灸。对于现代人来说，特别是上班族，晚上回到家基本都忙得团团转，方便简单对她们来说很重要，而艾灸护眼罩就符合这个需求。简简单单点上一根艾条，放入艾灸护眼罩，助眠的同时还拯救了黑眼圈和眼袋。

（2）艾灸的穴位。脾俞穴，属足太阳膀胱经，原意指脾脏的湿热之气从它这里开始向外输到膀胱经。灸脾俞，能健脾和胃，增强机体对营养的吸收能力；还能利湿升清，帮助水液代谢。在五脏的功能里，脾主肌肉，身上肌肉够不够紧实，是归脾系统管的，所以艾灸脾俞，可以消除水肿和眼袋。

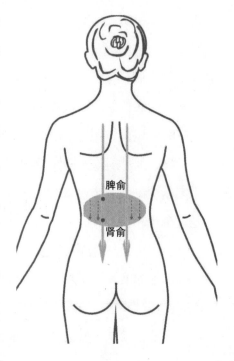

第二个穴位是肾俞，也在背部膀胱经上。肾主水液代谢，为先天之本，内藏元阴元阳，有"水火之源"

的称号。五色里，肾主黑色，如果肾的火力不足，也就是我们常说的肾虚，有助内必行诸外，黑色就会外现于皮肤，眼周的皮层最薄，所以黑眼圈就变成挡也挡不住的风景点了。要想彻底地解决黑眼圈和眼袋，艾灸肾俞穴必不可少。

足三里是足阳明胃经的主要穴位之一，具有燥化脾湿，生发胃气的作用。由于黑眼圈和眼袋产生的位置就在足阳明胃经的发起之处，因此艾灸足三里穴，对胃经进行良性刺激，能提高脾胃功能，非常利于预防和祛除眼袋和黑眼圈。

最后说一下三阴交。三阴交为肝、脾、肾三者经脉交汇处，经常按揉此穴对肝、脾、肾有保健作用。眼袋与脾、肾两脏有关，因此无论是脾虚引起的眼袋，还是肾虚引起的眼袋和黑眼圈，艾灸三阴交穴都有很好的改善作用。特别提醒的是孕妇是不能艾灸这个穴位的，因为刺激三阴交穴，会使胞宫收缩，不利于胎儿生长。

二、小窍门

除了艾灸，对付眼袋、黑眼圈还有一些其他小窍门，比方说我们可以常备一块刮痧板，利用刮痧促进眼周的血液循环，经常对眼周眼眶进行从内到外的刮痧，下眼袋、黑眼圈采用推多刮少的力度。坚持刮痧，再结合上面的方法标本兼施，相信赶走"熊猫眼"，是指日可待的一件事。

第六节

艾灸助减肥，中脘天枢和丰隆

拥有一个完美健康的身材是每个女孩都希望的，而在当今社会，肥胖依旧是健康的杀手。它是由过度的脂肪堆积于身上所造成的，一般容易堆积脂肪的部位是下颚到乳房之间，肚脐到腰围之间，或是大腿及膝盖的后侧、脚踝等，但如若脂肪堆积到身上没有脂肪组织的血管、心脏和肝脏等处，则更容易引起高血压、糖尿病、心脏病等其他疾病，严重地威胁着身体健康，所以保持标准体重对于身体健康是非常重要的。我一直认为，只要你能坚持用艾灸和刮痧来调理保健养生，减肥是一个惊喜的"赠品"，比方说本来是要调理宫寒或者胃寒的，却无意之中发现肚子变小了，腰围变细了；本来是为了调肝胆，坚持疏通肝胆经，忽然有一天穿裤子，却发现裤子大了一个码！

是的，坚持艾灸，坚持刮痧，不但可以收获健康，竟然还可以减肥。

小时候，房梁上总是悬挂着几扎干艾叶，遇到过年过节的时候，油腻的东西吃多了，不消化，奶奶就拿把梯子爬到屋梁下，将一点艾叶，在她的掌心揉一揉、团一团，变戏法一般的出来一个艾绒球。用热一点的水把艾绒球咽下去，一会儿，就会打一个长长的带有油腻味的"嗝"，开始感觉肚子里的油腻都被艾绒球慢慢溶解了。

神奇的艾叶，再配合灸法，化解油腻脂肪的效果就更霸道了。艾灸的热度可以促进脂肪的燃烧，坚持艾灸，并通过热的渗透，配合刮痧的宣泄排毒，可以促进新陈代谢平衡，调节内分泌，抑制食欲又可以通过刮拭经络穴位使其产生一定的刺激作用，当这些刺激传入脂肪组织时，可以加速脂肪的分解与抑制脂肪的合成。经络疏通后，血液和淋巴液循环就会加快，被液化的脂肪就会通过汗腺等被带走，将皮下多余的脂肪堆积以及经络的瘀堵做一个快速地清理，再配合运动和多饮水，增加排泄，就达到了减肥的目的。

有朋友一定会问，那艾灸什么穴位呢？

其实，用艾灸刮痧减肥，穴位已经不是很重要了，您可以哪肥刮哪，如果您觉得肚子大，那么这里就是您艾灸刮痧的重点。之前有一个患有前列腺肥大的朋友，因为每天坚持艾灸肚脐、关元、中极穴，每天有时间就拿着艾灸杯在肚皮上这里灸一灸，那里刮一刮，每天都艾灸腹部1个多小时，1个月后反馈说他变瘦了，原来的大肚腩不见了，1个月的时间减掉了12斤。

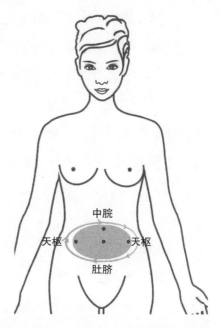

如果一定要给减肥配几个穴位的话，中脘、天枢、丰隆是最好的配穴。

一、天枢穴

天枢是大肠经之募穴，疏调脏腑、理气行滞、消食，是腹部要穴。大量实验和临床验证，艾灸天枢穴对于改善脏腑功能，消除或减轻肠道功能失常而导致的各种病症具有显著的功效。艾灸天枢穴，能促进消化，加快肠道蠕动和体内废物排泄。

艾灸天枢穴的同时可以利用艾灸杯在两侧天枢穴附近的带脉上做往下按压的刮拭。

二、中脘穴

中脘是治疗亚健康疾病最常用的穴位之一，居胃幽门之处，有"灵魂腧穴"之美称。艾灸中脘穴可直接作用胃部，有效地调整胃部气血，起到健脾和胃、补中益气的作用，能提高脂肪的分解速度，还可以使巨噬细胞的吞噬活性增强，从而提高机体的免疫能力。

腹部是全身最容易堆积脂肪的部位，而且肝经、肾经、脾经等都要经过腹部，腹部也容易成为聚寒之地，出现小肚子更是身体发胖的征兆，加之腹部又处在身体的中央，特别容易引人注目，由此看来减肥首先要减肚子，如果长期坚持艾灸天枢、中脘穴的话，腹部的脂肪就非去不可了。

三、丰隆穴

中医认为肥人多痰，这个痰就是赘肉，就是多余的、没有用的脂肪。它是肥胖者的随身负担，还会消耗肥胖者的气血。中医认为肥胖的主要原因是脾胃功能失调所致。因此，想要减肥，先要养好自己的脾胃。

减肥，可以找善于化痰的丰隆穴。丰隆穴在小腿的外侧，外踝尖上8寸，可调节全身的脂肪代谢，去除多余脂肪，消除腿部多余赘肉，对瘦腿有很好的效果。

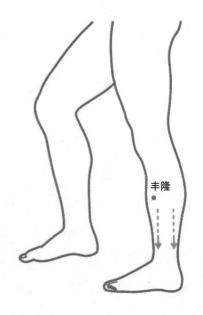

丰隆

四、小窍门

民间有句话叫"揉腹治百病"，小腹是阴中之阴，是寒气最爱聚集的地方，所以揉腹很关键，经常以手心按摩腹部至发热，不但可以有效地驱寒暖腹，还可以养元补气、滋阴培阳。体内这些垃圾的堆积与经络不通也有一定的关系，所以在用艾灸杯的过程中，一定是刮和灸相结合，这样效果才会更快。比方说刺激丰隆穴的时候就可以从足三里穴开始从上往下沿着这条经络一直刮到丰隆穴，丰隆穴可以做重点的点按。

第五章

『艾』成长更快乐

第一节

艾灸护航路，打针吃药也却步

曾经看到一个民意调查，爷爷奶奶都感叹现在的孩子太难带了，非常娇气，冷也冷不得，热也热不得，吹点风就感冒，稍微不注意就拉肚子，明明已经很注意卫生了，可皮肤还是经常出现湿疹的情况。

导致这些情况的因素既有先天的，也有后天的，我们不在这里讲那些老生常谈的抗生素、气候环境等方面的原因，在调理宝宝身体的时候，不妨多试试自然疗法，比如推拿、艾灸、刮痧等，这些都是绿色自然疗法，目的是激发孩子自身的免疫力，让身体的自愈功能发挥作用，不要总是给孩子吃药、打针。

第二节

发烧别惊慌，艾灸刮痧退烧强

　　孩子如果发烧了，家长不用太慌张，在3岁之前，大部分孩子的发烧都是自身抵抗力对抗病邪的现象。发烧了，我们要先保证大小便的畅通，让体内自身的排毒系统通畅，这时候我们可以通过推拿、艾灸来帮助孩子缓解不适，而不是动不动就去输液打针。

　　有些家长有疑问了，孩子发烧本来就热，这时候还艾灸，那不是更热吗？

　　用艾灸治疗小儿发烧，是用热的方式引出体内的热邪，当体内的热邪出来了，孩子出汗了，也就退烧了。特别是在感冒初期，及时把风寒邪气赶出体表，可以让孩子免受病邪之苦。

　　用艾灸杯给孩子做艾灸，家长省心，尤其适合零起点、无中医基础的家长，圆圆的杯口将艾灸杯火力聚拢，不用担心穴位不在其中；孩子放心，很多孩子害怕见到火，一看到火就开始紧张，艾灸杯的火隐藏在杯子里面，可以让孩子放松地接受艾灸。

　　给孩子刮痧，力度一定要柔和，因为孩子的气血基本都走在表皮，我们要做的是推动气血，没必要太用力。

　　关于小儿退烧，不得不提一个穴位——大椎穴，它是"诸阳之会"（全身阳脉的交汇点），具有统率和督促全身阳经的作用，可以说是穴位中的老大，可补阳气，也可泄热气，是退热的首选穴位。

一、操作方法

（1）用艾灸杯定点在大椎穴上悬空艾灸，可以转动手腕，带动气流对穴位的刺激，等到大椎穴的皮肤开始潮红，就给皮肤涂抹一点精油，开始做温通刮痧，按从上至下的顺序，利用艾灸杯温热的杯口轻柔地刮拭包括大椎穴在内的督脉（也就是我们俗称的脊梁骨）及督脉旁开的风门、肺俞穴位区域。

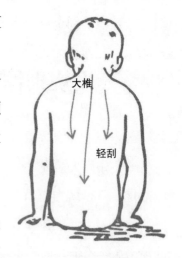

大椎穴，在第7颈椎棘突下凹陷中。正坐低头，颈后最高点，会摸到两个椎骨，上方的是颈椎，下面的是胸椎，之间的凹陷即为大椎穴所处位置。

（2）艾灸神阙穴。神阙也就是肚脐眼，是生命的源头，孩子在出生前是靠肚脐吸收母体营养的。孩子出生后当身体虚弱或者有外邪侵入的时候，艾灸肚脐，就等于是重新启动了生命的开关。

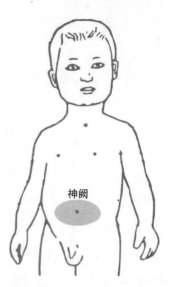

按照上面的操作基本上就可以使孩子退烧了。另外，切记发烧的孩子饮食要清淡，多喝温水，最关键的是保持大小便通畅。

总之，爱孩子，就"艾"孩子吧！

二、小窍门

很多孩子发烧时额头和上身发烫，可脚底却是冰凉的，这时候要想让孩子的双脚暖和起来，最好的方法是用艾柱灸脚底的涌泉穴。涌泉

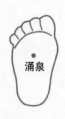

穴是肾经上的大穴，在五行中，肾属水，《黄帝内经》中说："肾出于涌泉，涌泉者足心也。" 意思是说肾经之气犹如源泉之水，来源于足下，通过艾灸这种良性的热源来激活体内的水源，以达到引火归元降高热的目的。

第三节

咳嗽老不好，轻刮肺俞和风门

孩子一不留神就感冒了，感冒两天又会伴有咳嗽的症状出现，再过两天感冒的症状虽然好了，可是咳嗽却经久不愈且反反复复。相信很多家长都有这样的经历，咳在儿身，疼在娘心，每一声咳嗽都揪着妈妈的心。于是家长经常会"病久乱投医"，又是喂药又是打针，久而久之，伤了孩子的免疫力而不自知。于是孩子更容易感冒，感冒了又咳嗽，长此以往，形成了一种恶性循环。

如果家长能懂得运用艾灸，在感冒初起时就给孩子艾灸一些穴位，及时阻止感冒的继续发展，那么孩子也能免受咳嗽之苦，还能增强抗病能力，做家长的也省心不少。

咳嗽了怎么办？下面这个方法也适用于支气管炎等疾病。

一、 具体操作

（一）穴位介绍

大椎穴：我们在小儿发烧的文章里有特意介绍过，它是感冒初起时的首选穴位。

肺俞和风门穴：这两个穴位是防治感冒及肺部疾病的著名要穴。首先说说肺俞穴，肺俞穴是肺脏系统最好的排泄孔道，我们都知道咳嗽属于肺部系统的问题。肺俞穴作为肺脏系统的腧穴，艾灸这个穴位的时候，能将肺脏的湿热之气引向膀胱经，最后由尿液排出体外，最大可能

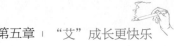

的清肺理气。艾灸风门穴能使背部感到暖和，疏通一身阳气，祛除体内的痰湿，宣通肺气，对治疗咳嗽具有很重要的作用。

（二）具体操作

（1）先对大椎穴开始定点艾灸，当灸到孩子的皮肤微微发红，艾灸杯口已经温热时，可以按照上页图的刮拭顺序，给孩子边艾灸边做轻柔地刮拭。

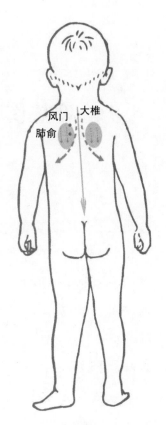

（2）刮拭大椎穴后，贴着脊柱的两边轻轻地刮痧，目的是激活这一组夹脊穴。

（3）再扩宽一点刮拭两边的足太阳膀胱经，刮至脾胃俞穴的位置为最佳。

（4）从肩井穴往下顺着肩胛骨分开往两边刮拭。

（5）艾灸肺俞穴、风门穴以及膻中穴。艾灸杯杯口的直径约有9厘米。对于孩子来说，一次性可以同时艾灸多个穴位。

> **注意：** 刮拭的时候做短距离的移动，分别按照先左后右，从上至下的顺序。

二、小窍门

如果孩子咳出来的是黄痰，证明咳的时间比较久了，体内已经郁积了一定程度的"热"，需要配上曲池穴和鱼际穴，从上至下推拿孩子胳膊内侧上方的肺经，这样可以帮助孩子清理肺部的郁热。

第四节

寒热伤食泻，灸对位置即可止

腹泻是婴幼儿在生长发育过程中遇到的最为常见、棘手的问题，秋季更是婴幼儿腹泻的高发期。

婴幼儿腹泻旧称消化不良或婴儿肠炎，表现为大便次数增多、大便稀薄或如水样。婴幼儿腹泻时，容易发生水和电解质丢失，严重时可导致代谢失调、酸碱失衡、循环障碍和肾功能紊乱等危重病情。

对于婴幼儿腹泻，根据孩子不同的表现症状，采用不同的治疗方法往往有奇效。

一、寒泻

多是因为孩子贪吃生冷的食物，或是感受风寒后引起的腹泻。寒泻的表现主要有肚子胀、肚子痛、大便清稀、肠鸣、怕冷但无汗出，部分患儿可见发烧，发生寒泻症状可选艾灸神阙穴（即肚脐）、命门穴，每个穴位艾灸3～5分钟。命门穴在肚脐的正后方，家长的双手一环腰，前方是肚脐，后背处就是命门穴了。

二、热泻

多是因为孩子的肠胃消化不良、有积热或外受暑湿引起腹泻。常见症状有排便急促而量多、大便稀黏、便味酸臭，或有泡沫、小便黄等。可选艾灸穴位：神阙穴（即肚脐）、天枢穴，每个穴位艾灸3～5分钟。

三、伤食泻

因孩子过食或添加辅食不当引起的腹泻。常见腹胀腹痛、便前哭闹、大便酸臭，或见奶瓣、食物不消化、口臭气促、食欲不振、夜卧不安等症状。可选艾灸穴位：神阙穴（即肚脐）、天枢穴、中脘穴，每个穴位艾灸3~5分钟。

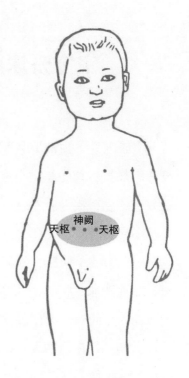

在以上三种婴幼儿腹泻的艾灸配穴中，都是以神阙穴、天枢为主穴。神阙穴能够温补元阳、健运脾胃、复苏固脱；天枢穴（腹部要穴，又是大肠经的募穴）能够调理肠道、理气行滞、消食；中脘穴为脾胃保健要穴。

四、小窍门

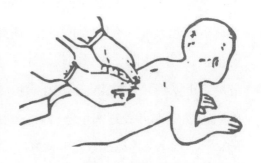

小孩畏火，建议给孩子艾灸用艾灸杯，因为艾灸杯可将艾柱隐藏起来，让孩子看不到火以减少恐惧感。此外，小孩皮肤娇嫩，穴位敏感，在艾灸的过程中可以随时调整杯口与皮肤的距离。将一手置于孩子身体需要熏灸的位置，另一只手持艾灸杯，这样能通过手来感知孩子艾灸的温度，最为安全。

第五节

宝宝爱尿床，补脾益肾很重要

"尿床袋，顶被子晒"这句顺口溜用来形容晚上遗尿的孩子。有这样一个场景：首先是一个孩子起哄，对着晚上爱尿床的孩子开始大声地重复这句话，接着就有一大帮孩子附和，一起起哄。于是被嘲笑的孩子往往不是恼羞成怒大打出手，就是大哭着跑回家。

可见，孩子尿床，除了身体上出现问题，还会对心理造成一定的伤害。小儿遗尿，指的是四岁以上的小朋友，夜间不自觉地在睡梦中撒尿的行为，轻的隔几天1次，严重的可能一个晚上两三次。三岁以内的婴幼儿，大脑脑髓还没有发育成熟，智力不够健全，很多自理的习惯还没有养成，由于白天兴奋引起的遗尿，属于正常的现象。

中医认为，小儿乃"纯阳"之体，病理上易虚、易寒、易热，小儿遗尿多由先天肾气不足、下元虚冷所致。另外，由于各种疾病引起的脾肺虚损、气虚下陷，也可出现遗尿症。其病理主要与肾和膀胱有关，调理原则上以培元补肾为主。由于艾叶性温热，善走窜，通过在体表穴位的熏灼燃烧，再经过穴位—经脉—脏腑的传导，可达到治疗疾病的目的，对治疗小儿遗尿疗效是非常好的。

作为家长，学会通过观察孩子的表现，看看孩子属于遗尿的哪种情况，对症调理，效果往往事半功倍。

一、类型

（一）肾气不足，下元虚寒型

这类小孩多表现为面色苍白，智力迟钝，喜暖怕冷，四肢偏凉，小便次数频、量多、色淡，舌质淡、苔薄白。

调理法则：温补肾气，固涩下元。

操作方法：采用温和灸法，艾灸百会穴、双侧肾俞（后腰区）、关元、中极（小腹部）。这几个穴位建议采用大面积的艾灸方法，聚拢性强，一次性可以艾灸孩子整个腰部和小腹、每周施灸3～5次，每次每个部位艾灸3～5分钟，如果能在"三伏天"给孩子做调理，其效果是最好的。

注意：这组配穴同样适用于老年人肾气不足引起的夜尿频多。

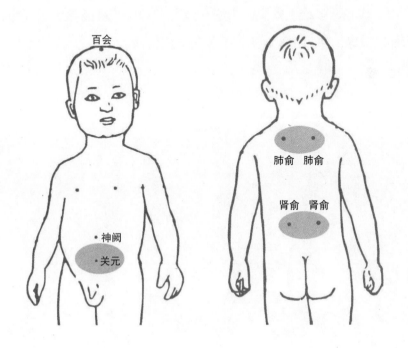

（二）脾肺气虚型

这类孩子多表现为疲倦乏力、不爱说话、活动后出汗量多或入睡后出汗、形体消瘦、面色偏黄不润泽、不爱吃饭、排便无力、大便质稀夹有不消化食物、舌质淡、舌体胖大、苔白腻。

调理法则：补益脾肺，固涩下元。

操作方法：艾灸后背肺俞、小腹关元穴、双侧足三里穴和三阴交穴，采用温和灸法，每个穴位灸3～5分钟，每周施灸3～5次。

二、小窍门

家长要明白遗尿不是孩子故意的行为，所以不要责备甚至辱骂或者殴打孩子。家长自己可以设定一个闹钟，在半夜的时候起床叫醒孩子去洗手间，帮助孩子养成一种习惯，有助于减少遗尿的发生。同时要帮助孩子树立信心，多给予安慰、关心和鼓励，对一些可能导致遗尿的心理因素加以疏导，使孩子配合调理，早日恢复健康。

第六章

『艾』无忧，
艾博士信箱

中府

居家保健艾灸如何进行?

答:居家养生用艾,正气常存不生病。艾草有"纯阳之草"的称号,走三阴,通十二经脉。生活中如果您不知道具体的穴位,没关系,哪里不舒服我们选择灸哪里,这就是医学上所说的"阿是穴"。每次灸的时候,从中选取2～3个穴位,每穴位灸10～20分钟,每天1次或灸3次停1次。如果有胃肠消化功能问题,建议每天1次,直到功能恢复为止。如果没有明显不适,可以间隔2～3天灸1次,以健脾助消化。

什么是灸感?

答:灸感是指施灸过程中自我感觉的一系列反应,包括热感、痒麻感、蚁行感、冷感、传导感等。这就是艾灸得气,当灸感消失也就达到了透灸的效果。灸感能反映经络的敏感度。灸感强,说明自身经络通畅,作用快;没有灸感并非没有效果,只是表示经络中病气瘀积严重,需要时间开瘀散阻。灸感传导之处,病症随之缓解。

艾灸有时间限制吗?

答:艾灸当然有时间要求,艾灸的时间长短与灸量密切相关,可以根据体质、年龄、疾病严重程度、对灸的敏感度和灸的部位灵活选择。身强体壮者灸量可大,身体瘦弱者灸量则小。老人幼儿灸量宜少,青壮年灸量可大。大病灸百壮,小病不过三五七壮。灸法敏感者灸量可小,低敏感者灸量可大,才能让每个部位达到饱和状态。施灸部位皮肤肌肉薄,灸量要小;施灸部位皮肤肌肉厚,可加量。我们可以循序渐进地施灸，开始10～15分钟，没有不舒适则逐渐增加至20～30分钟，灸的时间过长容易烫伤皮肤。如果艾灸后出现口腔溃疡、喉咙痛等上火症状，需要停灸，饮淡盐水来降降火气。一天中施灸最好是上午，一年中施灸最好是夏季。当然，一年四季都可以施灸，一天24小时也都可以施灸，要因人而异。

艾灸有特别适合的人群吗？

答：在《本草纲目》中有艾火可以"灸百病"的说法。由于艾灸以温补为主，尤其适合寒性体质的人群。只要是寒性体质，男女老少都可以选择艾灸。艾灸也可以治疗因为受到湿寒或寒邪而导致的病痛。总之，艾灸多用于虚证、寒证为主的疾病，是一项既能治疗疾病又能保健养生的绿色自然疗法。

女性月经期适合艾灸吗？

答：经期是否可以艾灸，要因人而异。如果月经量多，艾灸后可能经量更大，建议不要灸。如果月经量不大，特别是有痛经的女性，在经期完全可以艾灸，只是要比平时的艾灸时间短一点。

艾灸有顺序要求吗？

答：如果准备艾灸，建议按顺序施灸：先灸上，后灸下；先灸背部，后灸腹部；先灸头面，后灸四肢；先灸阳经，后灸阴经。不懂阴阳没关系，只要知道最常用的是背部、腹部及四肢。这些部位肌肉丰厚，又不常外露，即使有小瘢痕也无碍。脏腑病多用腧穴、募穴，都在背部及腹部，正好两全其美。

艾灸后需要控制饮食吗？

答：艾灸之后要节制饮食，不能过食肥厚油腻之物。如果艾灸之后大吃大喝，容易导致胃气受损，产生腹胀、腹泻的症状。

艾灸后可以喝茶吗？

答：《针灸大成》里有说："灸后不可就饮茶，恐解火气。"艾灸后不要马上喝水或茶，担心口渴可以在艾灸之前喝上足够的温水。当然，在艾灸前后一定时间，可以喝一杯温水，有利于灸后排毒。

艾灸后可以运动吗？

答：艾灸后可以运动。很多慢性病患者在艾灸治疗过程中，一般会在艾灸2个月左右的阶段，出现类似瓶颈期，感觉好像没有之前有效果了，那么在这个阶段，一定要跟上锻炼。因为这个时期是阳气的升发期，单纯地使用艾灸不能达到阳气升发的目的。此时人体内阳气和阴邪还存在着较量，这个时候通过慢跑、快走等户外运动来配合，就像给艾灸加了一把火，病邪就容易就范。但由于艾灸之后人体的毛孔是张开的，这个时候外界的风寒湿邪很容易侵袭人体，因此建议不要做剧烈的运动，尽量在艾灸之后6~8个小时再进行运动，以微微汗出为度，不宜大量出汗。

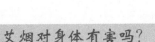

艾烟对身体有害吗？

答：有人害怕艾灸产生的烟雾对身体有害而不敢艾灸。实际上有实验证明艾烟不仅对穴位经脉有激活的作用，还具有镇痛、抗炎和抑菌作用，包括常见的革兰氏阴性菌及阳性菌、真菌、抗酸杆菌等。比方说宫颈炎和脚气，利用艾灸和艾烟的共同作用对于病情的恢复很有效果。尤其是春夏之交天气变热，正是病菌繁殖活跃期，此时熏艾抑菌，效果更好。虽然艾烟对身体好处多多，但艾灸的烟雾浓度过大也可能会引起相关病症，出现咽喉痒、眼睛疼痛、扁桃体肿大等症状，所以一定要适可而止，不要觉得吸得越多越好。艾灸时可以保持窗户通风，既不会大量吸入艾烟，又保证了艾烟的效果。

艾灸是不是万能的？

答：艾灸虽然可以治疗很多疾病，但艾灸也不是万能的，要根据体质、自身情况等决定是否施灸。对于阴虚内热或患有某些传染病，或在高热、昏迷、抽风期间，或身体极度衰竭、形瘦骨立的病人建议不要艾灸。

单纯艾灸可以治好疾病吗？

答：艾灸主要以治疗慢性疾病为主，但是疾病的种类、病程的长短、疾病的轻重都会影响艾灸治病的疗效。得病时间短、病情轻、病位浅的疾病，起效较快，治愈的时间较短；得病时间长、病情重、病位深的疾病，起效较慢，治愈需要的时间较长，有些只能起到控制病情发展的作用，而不能将其彻底治愈。艾灸在居家应用中多是保健或用于某种症状改善的作用，如需针对疾病的施灸，建议到医院，在专业人员的操作下进行艾灸。

为何高血压和低血压都取同一个穴？

答：这是因为人体的穴位具有双向调节的作用。素髎穴就具有升压、降压的功效，可以在人体血压高的时候使血压降低，在人体血压低时使血压升高，从而使血压稳定在一个相对正常的范围之内。

石门穴可以艾灸吗？

答：目前关于石门穴是否可以艾灸存在一定的争议。石门穴是任脉上的一处穴位，具有将任脉气血中的水湿之气进一步散热冷缩为水湿进行代谢的作用，所以在石门穴处进行艾灸具有健脾益肾、清利下焦的作用，常常配合其他穴位用来治疗小便不利、泻痢、小腹绞痛、气淋、血淋、产后恶露不止等病。但是在某些古文中有艾灸石门穴使女子不孕的记载，所以建议未生育或有生育计划的女子慎灸石门穴。

便秘可以进行艾灸吗？

答：中医认为便秘分虚实，虚秘是气血亏虚，调理以补气养血为主；实秘是胃肠燥热，调理应以泻热润肠通便为主。实证就是舌苔红，口气大，大便干结，排便费力，就好像肠道里水分都蒸发了。而虚证就好像肠道没有力气蠕动，出现排便费力，淋漓不尽的感觉。艾灸本身可以调理全身，可以选择天枢、大横、中脘、足三里、大肠俞、上巨虚等穴做温和灸法来解决便秘问题，同时要把身体其他隐患一并解决，不仅要治标还要治本，方才是保持健康的真谛。

艾灸的火力是越大越好吗？

答：不是。《医宗金鉴》中说："凡灸诸病，必火足气到，始能求愈。"这里的火足气到，一个指的是艾灸的火力，还有一个是艾灸的时长。艾灸的时候火力不能太小，否则达不到一定的温热程度，艾灸的疗效会打折扣；但也不是越热越好，太热容易造成皮肤的烫伤，皮肤烫伤经脉收缩，艾灸的热感起不到传导的作用，达不到治疗的目的。

所以，艾灸时既不能火力太小，也不能火力太猛，应该使温度保持一定的程度，才能起到治疗作用。

如何理解艾灸后的排病反应？

答：这是因为艾灸后激发了人体的正气，人体的正气和身体潜在的疾病做斗争，即体内的正邪之气相争，这时需要一个出口把邪气排出去，在排出邪气的过程中就会有症状反应，如艾灸后拉肚子了，艾灸后出汗了，艾灸后排尿增多了，艾灸后皮肤出现红点、发痒了，艾灸后白带增多了，原本不痛经的艾灸后反而痛经了……

这些看起来是生病的现象，其实是人体正气在和邪气做斗争，赶走邪气的表现，我们应该正确看待治疗过程中所出现的排病反应，发挥艾灸最大的治疗和调理作用。

艾灸后皮肤为什么出现红白花？

答：有些人做完艾灸后皮肤颜色发生改变，局部发红，出现白印，艾灸的部位形成一条条纹路，这些纹路俗称灸斑。灸斑的出现与体质、艾灸温度等有关，如过敏体质、艾条离穴位太近或湿气重，都有可能出现灸斑。

总之，起了灸斑，不要太慌张，很有可能是代表疾病正在好转。

艾灸后为什么会腹泻？

答：艾灸后腹泻并不多见，属于艾灸排病反应的一种，是体内有湿气外排的表现。艾灸的热力通过穴位进入经络，从而起到疏通经络、活血化瘀、温热散寒的作用；通过促进血液循环，加速血液中细胞的新陈代谢能力；通过促进胃肠的蠕动，增强胃肠功能，使体内的湿气、毒素等排出体外，从而增强人体对疾病的抗病能力。

艾灸后嗜睡是怎么回事？

答：艾灸后嗜睡多出现在刚刚接触艾灸的人身上，一般认为跟被灸者的经脉堵塞有关，艾灸后血脉得到扩张，但气血没有那么快得到补充，于是就会出现精力不足、嗜睡的情况，一旦出现这种情况，不要勉强，想睡就睡，让身体自我恢复。

艾灸后皮肤发痒怎么办？

答：艾灸后皮肤痒是很常见的一种现象，很多人都会出现这种情况，它可能是身体排毒反应，也可能是排病反应，一般几天后皮肤痒会自行消失，可以继续艾灸；如果您对这种瘙痒感不能忍受，也可以通过点刺放血后拔罐或是在体表刮痧的办法来控制瘙痒感。此外，也可以艾灸曲池穴、血海穴、膈俞穴来止痒。但如果痒得太厉害，1周后还没有消失，那就要检查看是不是过敏现象，出现这样的情况就不适合继续艾灸了。

艾灸后身体出现发冷的状况是怎么回事？

答：艾灸后身体的气血开始有余力来温化寒气，寒凝之物被温化的同时，要吸收周围血气里的热量，所以你会觉得由内而外地冒冷气，就像你把一块冰放在一杯热水里，冰会融化掉，但冰周围的水温也会降低。因此艾灸后身体出现发冷或者某一部分发冷，说明体内寒气偏盛，阳虚明显，艾灸后寒邪外排，应坚持施灸才能达到更好的效果。

艾灸后出现口干舌燥、上火、牙疼是怎么回事？怎么办？

答：艾灸后上火、口干，多是虚火上浮、上热下寒、中气虚的体质，可以结合刮痧大椎穴泄热，或者刮痧下肢的穴位，比方说足三里、涌泉穴，让经脉通畅、虚火下行，同时可以口服乌梅三豆饮来祛除虚火。此外，可以多喝温水，适当补充水分；或者用盐水泡脚，引火下行，泡脚后艾灸行间穴、涌泉穴效果更佳。

艾灸后不小心被艾灰烫伤怎么处理？出现灸花（水泡）怎么处理？

答：艾灰烫伤后无须过于紧张，因为艾灰烫伤会比其他的烫伤恢复得快，但也要注意防止感染。家庭处理建议先用碘伏消毒，然后在伤口处涂抹烫伤膏。

出现灸疮，艾灸先停一停，待灸疮愈合后，继续施灸。如果灸疮面积较大，用温和灸的方式来温灸疮面，这样灸疮会结痂，愈合也就快一些。

①出现灸花后，等灸花好后再在这个地方艾灸。②如果是很小的水泡可以自行吸收，大的水泡可消毒后用针刺破，必要时可以用消毒敷料或消炎膏药覆盖，灸时再揭开，灸后再盖上。如发生感染，可用红霉素软膏涂抹。一般溃烂面不大，可以任其自然结痂后再涂抹红霉素软膏即可。③严重时请及时就医，妥善处理。

人流手术后做艾灸为何有血块排出？

答：人流手术后不要立即做艾灸，应当等阴道出血停止后再做艾灸，可起到调理身体血气的作用。如果艾灸后有血块排出，不要惊慌，其实是人体在艾灸后正气得以增强，从而将人流手术后瘀积在体内的瘀血排出体外，有利于子宫内膜的重生，使子宫尽快恢复到怀孕前的良好状态。

艾灸之后可以做其他中医特色疗法治疗吗？

答：当然可以做，艾灸和其他的中医特色疗法互相结合，可以明显地提高疗效，达到事半功倍的效果。举个例子，将艾灸和针灸结合起来，就是我们平时所说的温针灸，对于治疗一些虚寒性的疾病或者风湿性疾病的效果就远比单纯的针灸效果要好；而在刮痧、拔罐之后进行艾灸，就好比在上坡路上推车，有人在前面帮你把好方向盘，既省事又节力。所以说，其他特色疗法和艾灸相互结合，是一加一大于二的结合。

艾条灸和雷火灸有什么区别？

答：雷火灸在艾灸基础上增加多种中药材，火力猛，渗透强，但是宝宝和体质虚弱的人群不宜使用雷火灸，因为宝宝的皮肤娇嫩，而体质虚弱的人本身正气不足，太猛烈的能量容易伤本，所以应选择温和的艾灸为宜，循序渐进来调理。雷火灸施灸时温度是艾灸的7倍，如果控制不好灸量，容易灼伤施灸部位，所以初学者应选择温和的艾灸为宜。

参 考 文 献

[1] 兰蕾，常小荣，石佳，等. 艾灸的作用机理研究进展[J]. 中华中医药学刊，2011（12）：2616-2620.

[2] 刘旭生，邓丽丽. 艾灸实用手册[M]. 北京：中国中医药出版社，2017：41-69.

[3] 张建斌，王玲玲，吴焕淦，等. 艾灸温通温补概念的内涵分析[J]. 中国针灸. 2012，32（11）：1000-1003.

[4] 程宽，罗萌萌，王海泉，等. 艾烟相关性研究进展[J]. 实用中医药杂志，2019，35（5）：632-634.

[5] 惠鑫，黄畅，王昊，等. 艾烟在艾灸中的作用机制及安全性[J]. 世界中医药，2017，12（9）：2246-2251.

[6] 郭宗耀，刘芸，高玉萍，等. "心与小肠相表里"理论的源流与发展[J]. 中医杂志，2017，58（02）：96-99.

[7] 姜雨婷，郭海玲，田润溪，等. 艾灸治疗糖尿病高危足有效性的系统评价[J]. 护理研究，2017，31（22）：2718-2724.

[8] 蓝怡，王健. 艾灸对免疫功能影响的用穴规律探讨[J]. 中医学报，2019，34（1）：214-217.

[9] 莫金花，韦琴，陈似霞，等. 推拿配合艾灸防治反复呼吸道感染的疗效观察[J]. 中华护理杂志，2013，48（4）：343-345.

[10] 姚芳，薛莲，严杰，等. 刮痧治疗颈肩痛的效果及安全性系统评价[J]. 护理研究，2018，32（18）：2872-2876.

[11] 王艳英. 原发性痛经发病机制及治疗的研究进展[J]. 中华中医药杂志，2015，30（7）：2447-2449.

[12] 肖宇硕，卢金清，孟佳敏. 艾灸治疗腹泻研究进展[J]. 中华中医药杂志，2017，32（11）：5027-5031.

[13] 姜劲峰，王玲玲，徐斌，等. 抗炎——艾灸温通的效应机制[J]. 中国针灸，2013，33（9）：860-864.

[14] 刘群，杨佳，赵丽侠，等. 艾灸对过敏性鼻炎患者临床疗效及生活质量的影响[J]. 中华中医药杂志，2015，30（3）：895-897.

[15] 王欢，张红梅，徐佳美，等. 艾灸对慢性肾脏病患者肾血流动力学的影响[J]. 针刺研究，2018，43（11）：722-724，729.

[16] 赵非一，赵英侠，段怡汝，等. 艾灸治疗失眠的临床研究进展[J]. 中华中医药学刊，2016，34（10）：2371-2375.

[17] 李巧萍，彭小苑，胡艳萍，等. 温通刮痧疗法治疗颈源性头痛的效果观察[J]. 广东医学，2019，40（19）：2799-2802.

[18] 柏文婕，邹卓诚. 艾灸温通疗法治疗膝关节骨性关节炎的疗效观察[J]. 时珍国医国药，2015，26（2）：397-400.

[19] 刘颖华，王昕. 艾灸治疗147例寒凝血瘀证原发性痛经患者的临床观察[J]. 世界中西医结合杂志，2019，14（9）：1316-1318，1323.

[20] 黄琴峰，刘立公，顾杰，等. 咳嗽的艾灸治疗特点分析[J]. 上海针灸杂志，2010，29（8）：483-485.

[21] 张国山，邱冉冉，潘江，等. 艾灸治疗哮喘临床选穴共性和规律分析[J]. 针灸推拿医学（英文版），2019，17（6）：451-456.

[22] 周旻庆，武平，李媛，等. 艾灸对类风湿关节炎患者的抗炎镇痛作用观察[J]. 辽宁中医杂志，2019，46（4）：832-835，后插3.

[23] 张凯，蒋小兰，薛康. 穴位注射联合艾灸治疗主观性耳鸣临床观察[J]. 西南国防医药，2015，25（5）：538-539.

[24] 俞建珍，张钰璇，朱美华. 刮痧治疗失眠的临床疗效[J]. 江苏医

药，2019，45（5）：500-502.

[25] 吕凤立，杨建. 艾灸治疗风寒型周围性面瘫23例[J]. 河南中医，2015，35（2）：410-411.

[26] 许慧倩，张宏如，顾一煌. 艾灸防治运动性疲劳的研究进展[J]. 针刺研究，2014，39（2）：169-173.

[27] 刘慧艳. 艾灸治疗血虚型产后身痛临床观察[J]. 中医学报，2014，29（3）：454-455.

[28] 邢蓉，王轶蓉. 穴位贴敷疗法结合艾灸治疗围绝经期失眠[J]. 长春中医药大学学报，2019，35（6）：1121-1124.

[29] 彭晓虹，朱兰，王俊娟. 艾灸治疗小儿遗尿41例[J]. 河南中医，2011，31（8）：917-918.

[30] 孙凤平，韩雪，葛国岚. 止遗方联合艾灸治疗下焦虚寒型小儿遗尿症临床研究[J]. 中医学报，2017，32（12）：2565-2568.

[31] 余思奕，胡幼平. 国际艾灸研究时空分布特征、热点及前沿知识图谱分析[J]. 中医杂志，2017，58（19）：1686-1690.